Monika Fritz

Meine Naturcremes

Monika Fritz

MEINE NATURCREMES

für Gesicht und Haut
zum Selbermachen

CORONA

Bibliografische Information der Deutschen Nationalbibliothek
Die Deutsche Nationalbibliothek verzeichnet diese Publikation in der Deutschen Nationalbibliografie; detaillierte bibliografische Daten sind im Internet über http://dnb.d-nb.de abrufbar.

1. Auflage 2012

ISBN 978-3-942128-14-8

Satz und Layout: CORONA, Hamburg
Lektorat: Thomas Götz M.A.

Inhaltsverzeichnis

Einleitung

Täglicher Stress, unausgewogene Ernährung, veränderte Klimabedingungen – diese, sowie viele andere schädliche Faktoren beeinträchtigen unsere Gesundheit nachhaltig. Auch an unserer Haut gehen diese Umwelteinflüsse nicht spurlos vorüber. Immer mehr Menschen leiden unter Hautproblemen, wie beispielsweise extrem trockene, empfindliche Haut und Ekzemen. Insbesondere werden immer mehr Kinder bereits mit Hauterkrankungen geboren. Diese Entwicklung ist für bewusste Menschen alarmierend und für Betroffene leidvoll, nicht so für die Kosmetik- und Pharmakonzerne, denn diese entwickeln immer neue Mittelchen und profitieren letztendlich von dieser Entwicklung.

Für unseren Körper stellen diese chemischen Substanzen die gleiche Belastung dar, wie die chemischen Zusätze in den Nahrungsmitteln aus den Supermärkten. Unsere Haut nimmt aufgetragene Cremes, Salben und Lotionen über die Poren auf. So gelangen die in den meisten Pflegeprodukten enthaltenen chemischen Stoffe in das Bindegewebe. Gemeinsam werden sie dann als sogenannte saure Stoffwechselschlacke darin eingelagert und führen zu einer erheblichen Belastung des gesamten Organsystems.

Herkömmliche Cremes enthalten Weichmacher, die sich wie ein glatter Film auf die Haut legen. Dadurch wird das freie Atmen der Haut verhindert. Man denkt, die Haut ist super gepflegt, weil sie sich weich und geschmeidig anfühlt, aber in Wahrheit hält das leider nur bis zum nächsten Duschbad. Die Haut wird immer trockener und faltiger, ohne dass wir es bewusst bemerken, und mit zunehmenden Jahren fehlt ihr immer mehr die Fähigkeit zu atmen, denn die eingelagerten Schadstoffe können nicht mehr ausgeschieden und der dringend benötigte Sauerstoff nicht aufgenommen werden. Diese Tatsache trägt sehr zur Entstehung von Hautproblemen jeder Art bei und wirkt sich gleichzeitig auch sehr negativ auf unsere Gesundheit aus, vor allem bei Frauen auf die Psyche.

Diese Fakten verdeutlichen uns, dass wir Menschen die Bereitschaft aufbringen sollten, etwas mehr für die eigene Gesundheit zu tun. Dies gilt nicht nur für den medizinischen Bereich, sondern es sollte auch eine gesunde und natürliche Haut- und Körperpflege einschließen.

Achten Sie darauf, es ist wichtig, dass alle Pflegeprodukte nur aus natürlichen Inhaltsstoffen hergestellt werden! Dann ist der natürliche Stoffwechsel und die Atmungsaktivität der Haut gewährleistet und ihre Hautpflege wirkt sich auch vitalisierend auf ihre Gesundheit aus.

Meine Empfehlung ist: Stellen Sie sich Ihre Kosmetik selber her. Nur damit sind Sie sich sicher welche Inhaltsstoffe sich in Ihren Cremes befinden – mit Sicherheit keine Chemie!

Probieren Sie es. Meine Rezepte sind ganz einfach herzustellen.

Ayurveda – altes Wissen um Einheit und Schönheit

Ayurveda zählt bekanntlich zu einer Natur- und Gesundheitswissenschaft, die bisher vor allem in Südasien praktiziert wurde und sich dort seit Jahrtausenden bewährt hat. Wörtlich übersetzt heißt Ayurveda »Wissen vom Leben«. »Ayur« bezeichnet das Leben. In der Sanskritsprache wird »Ayur« auch mit einer möglichst erfüllten und langen Lebensspanne in Verbindung gebracht. »Veda« ist das Wissen oder die Wissenschaft. Allerdings geht es hier nicht um ein dogmatisches System, in dem durch Forschung, Versuch und Irrtum letztlich Erkenntnisse entstanden. Vielmehr beschreibt das Wort »Veda« ein Wissen von ewiger Gültigkeit, das im völligen Gleichklang mit den Naturgesetzen steht.

Charaka, ein Begründer des Ayurveda, definierte »Ayur« (das Leben) als die Vereinigung von Körper, Geist und Seele. Jene Vereinigung oder »Einswerdung« stellt gleichzeitig das höchste Ziel des Ayurveda dar. Dieser Ansatz macht Ayurveda nicht zu einem reinen esoterischen System, auch wenn in der Tat spirituelle Aspekte eine Rolle spielen. Vorrangig möchte uns der Ayurveda das Leben in seiner gesamten Vielfalt als ein wunderbares und doch vertrautes Phänomen näherbringen, um in Gesundheit und Lebensfreude unseren persönlichen Zielen nachgehen zu können.

Ayurveda beschreibt dabei die vielfältigen Faktoren des Daseins und dessen Zusammenhänge mit der Absicht, dass wir diese nicht nur verstandesmäßig aufnehmen, sondern vor allem intuitiv begreifen können. Die Ayurvedische Lehre möchte uns Aspekte des Lebens näherbringen – und Leben existiert bereits lange vor der Geburt und selbst über den Tod hinaus.

Ayurveda nimmt Körper, Geist und Seele als symbiotische Einheit wahr und integriert alle Bereiche, die unsere physische und psychische Balance beeinträchtigen: Ernährung, Lebensgestaltung, Ruhe und Meditation, Yoga und Atemübungen, ganzheitliche Diagnose, Heilkräuter und Ayurvedische Medizin sowie Reinigungs- und Verjüngungsmaßnahmen. Nach altindischem Verständnis ist Ayurveda die Kunst, unser Leben in Einklang mit den Naturgesetzen zu gestalten. Dieser Teil der ayurvedischen Lehre hat auch im westlichen Gesundheitsverständnis Einzug gehalten. So wie die Natur die Elemente Erde, Wasser, Feuer, Luft und Äther (Raum) umfasst, so besteht auch der Mensch aus diesen Elementen.

Der Ursprung des Ayurveda reicht 5 000 Jahre zurück, weshalb die Heilwissenschaft als älteste der Welt gilt. Seither wurde sie stetig weiterentwickelt, stagnierend nur während des britischen Mandates in Indien. Gandhi gab seinem Land nicht nur die Souveränität, sondern auch die Freiheit zur Nutzung der Wissenschaft vom Leben zurück. Heute wird Ayurveda an über 100 indischen Universitäten gelehrt.

Kräuter- und Duftstempel für die Massage

Kräuter- und Fruchtstempelmassagen beruhen auf uralten Traditionen der ostasiatischen Massagekunst. Aber auch im europäischen Raum haben diese Behandlungen eine lange Tradition. Bei den Santai-Anwendungen über den Massagebereich wird das Wissen über die Wirkung und Verwendung von Kräutern beider Kulturkreise genutzt. Je nach Vorliebe und Bedürfnis kommen einheimische oder asiatische Mischungen zum Einsatz. Die Behandlung erfolgt mit sorgfältig hergestellten Stoffstempeln. Um die größtmögliche Wirkung der Stempel zu erreichen, werden diese möglichst kurz vor der Behandlung angefertigt. Die Mischungen können je nach Thema individuell verändert werden.

Wenn Sie gedenken, sich solche Stempel selbst herzustellen, so können Sie sich z. B. einen Vorrat an Grundmischungen gegen Stress, für die Entschlackung und Entgiftung, zur Regeneration sowie Hautpflege anlegen und diese dann ganz individuell einsetzen und variieren. Durch das Erwärmen der Stempel in heißem Öl oder über Wasserdampf entlockt man den Kräutern ihre Duft- und Wirkstoffe.

Die Pflanzenstoffe fördern die Durchblutung, regen den Stoffwechsel an und aktivieren die Selbstheilungskräfte.

Anregung der Thermorezeptoren und die Entfaltung der Inhaltsstoffe fördern zudem den Entgiftungs- und Entschlackungsprozess. Abgestorbene Hautpartikel werden abgetragen und Zellen zur Neubildung angeregt; die Feuchtigkeitsdepots der Haut werden aufgefüllt. Durch die spezielle Massagetechnik wird eine innere und äußere Harmonie im Körper erreicht. Nervensystem und Muskulatur entspannen sich und es entsteht ein Wärme-, Duft- und Wohlgefühl.

Bei einer professionellen Santai-Körpermassage werden zu Beginn spezielle vorgewärmte Öle auf den ganzen Körper aufgetragen. Die Stempel werden zwischen-zeitlich auf 60–80 Grad Celsius erhitzt. Bei diesen Temperaturen bleiben die Wirkstoffe der Kräuter und Öle erhalten.

Dann wird der Körper mit den Kräuterstempeln abgeklopft, das heißt es werden kurze thermische Reize gesetzt, gefolgt von kurzen, schnellen Streichbewegungen. Hat der Stempel eine hautfreundliche Temperatur erreicht, wird entlang der Energiebahnen sanft kreisend massiert. Die Wärme wird besonders an verspannten Stellen als Wohltat empfunden. Die Stempel werden während der Behandlung mehrmals in dem warmen Öl auf die richtige Temperatur gebracht. Währenddessen führt der Masseur sanfte Massagegriffe mit den Händen am Körper aus, die die Inhaltsstoffe des Stempels noch tiefer in das Gewebe eindringen lassen.

Eine Santai-Massage wird in Kombination mit warmen Kompressen, einem Ganzkörper-Kräuterpeeling oder einem

Kräuterbad zu einem ganz besonderen Schönheitsritual für jede Frau.

Bei der Santai-Gesichtsmassage werden die speziell für Gesicht und Dekolleté ausgewählten Kräuter mit feinstem Seidentuch umwickelt. Kombiniert mit warmen Kompressen, Peelings und Masken kann sie als komplette Gesichtsbehandlung gewertet werden. Vor der Massage wird das Gesicht gut gereinigt. Im Anschluss daran sorgen warme Kompressen dafür, dass die in den Stempeln enthaltenen Wirkstoffe optimal von der Haut aufgenommen werden.

Die Massage beginnt mit einer sanften Salbung mit handwarmem Öl, (z. B. Weizenkeim-Traubenkernöl mit ätherischem Jasminöl).

Anschließend wird zunächst das Dekolleté mit den seidigen Stempeln sanft angetippt. Dann wird der Anpressdruck allmählich erhöht, bis die Wärme des wässrigen Kräuterauszugs voll durchkommt. Es folgen leichte, ziehende und streichende Phasen, die sich mit kreisenden Bewegungen abwechseln.

Problem der Hautalterung

> Schönheit beginnt mit einem gesunden Körper und einer gesunden Haut.

Für unser Wohlbefinden und unsere Ausstrahlung spielen viele Faktoren eine Rolle: Lebensbedingungen, Ernährung und Umwelteinflüsse haben eine entscheidende Wirkung auf den Zustand und Alterungsprozess unserer Haut. Wie lange die Haut jung und schön bleibt, entscheidet sich dabei im Inneren jeder einzelnen Zelle. Die Fähigkeit der Zellen, sich immer wieder zu erneuern, nimmt mit zunehmendem Alter ab. Bereits ab dem 25. Lebensjahr setzt der Hautalterungsprozess ein. Dabei ist es wissenschaftlich erwiesen, dass die Geschwindigkeit und das Ausmaß der Hautalterung zu einem Großteil auf extreme Umwelteinflüsse und Lebensgewohnheiten (UV-Strahlen, Rauchen, Schlafmangel, Stress, ungesunde Ernährung) zurückzuführen ist.

Unsere Haut ist das Spiegelbild unserer Gesundheit und unseres Wohlbefindens und gleichzeitig ist sie unser größtes Organ. Die über 2 qm große Hautoberfläche schützt den Organismus und wehrt schädliche Einflüsse von außen ab. Ausgestattet mit Sensoren für Berührung oder Temperatur übermittelt die Haut permanent lebenswichtige Signale ins Gehirn. Doch anstatt dieses sensible Organ zu schützen, muten wir unserer Haut zahlreiche Belastungen zu, deren Konsequenzen schnell sichtbar werden. Die Hautzellen regenerieren sich nicht ausreichend und das Bindegewebe erschlafft. Hierdurch bilden sich unschöne Falten an den Problemzonen Augenwinkel, Stirn, Mund, Hals und Dekolleté. Ist der Feuchtigkeitshaushalt der Haut gestört, kann sie entweder spröde und fahl oder fettig und ölig erscheinen. Verstopfte Talgdrüsen verwandeln sich in hässliche Pickel. Gleichzeitig verleihen geweitete Poren der Haut einen unreinen Eindruck. Eine mangelhafte Zellversorgung kann zu Störungen im Hautbild wie Rötungen oder schuppigen Stellen führen. Kompensiert man die Belastungen für die Haut nicht rechtzeitig, schreiten die Schädigungen immer weiter voran. Die Haut altert schneller, als der Mensch, den sie schützt.

Mit dem Wissen über die Ursachen und den richtigen Tipps lässt sich ein gesundes, straffes und vitales Aussehen der Haut erhalten. Viele schädliche Einwirkungen auf die Haut sind vermeidbar. Zigarettenrauch überschwemmt den Körper mit zellschädigenden Giften. Auch Alkohol ist ein Nervengift, das der Organismus aufwendig abbauen muss. Schädliche Abbauprodukte, Stoffwechselbeeinträchtigungen und Störungen der Zellversorgung sorgen für unschöne Hautveränderungen. Bei einer unausgewogenen und fettreichen Ernährung kommt nicht nur das Körpergewicht aus dem Takt, sondern auch der Feuchtigkeitshaushalt der Haut. Auch das erholsame Sonnenbad mag zwar zunächst nach ungetrübtem Urlaub klingen, für die Haut bedeutet es jedoch Schwerstarbeit. Die im Sonnenlicht enthaltenen UVA-

und UVB-Strahlen dringen tief in die Hautschichten vor und können so Zellschäden verursachen. Auch Feinde aus der Umwelt machen der Haut zu schaffen. Einer der mächtigsten Gegner einer makellosen Haut sind freie Radikale. Diese aggressiven chemischen Verbindungen umgeben uns täglich und gelangen über die Luft oder die Nahrung in unseren Körper. Sie setzen die Zellen der Haut unter oxidativen Stress. Über die Jahre hinweg führen derartige Schäden zur vorzeitiger Hautalterung. Nicht zuletzt hinterlassen Stress, Anspannung, seelisch belastende Situationen deutlich sichtbare Spuren an unserem Äußeren. Wer hat das nicht schon am eigenen Leibe erfahren? Nicht umsonst wird die Haut als »Spiegel der Seele« bezeichnet.

Der Schlüssel zu einer gesunden Haut, deren vitaler Teint sich bis ins hohe Alter erhält, ist eine ausgeglichene Lebensweise, sorgsame Pflege und eine ausgewogene Ernährung. Um die Haut vor oxidativem Stress zu schützen, sollten die Vitamine A, C und E in ausreichender Menge aufgenommen werden. Sie neutralisieren freie Radikale und schützen so die Hautzellen vor schädlichen Einflüssen. Vitamin C unterstützt zudem den Aufbau und die Funktion des Bindegewebes. Mit viel Obst und Gemüse stellt man auch die Zufuhr von Carotinoiden und Flavonoiden sicher, die ebenfalls freie Radikale abwehren. Die B-Vitamine Niacin und vor allem Biotin gelten als Schönheitsvitamine wegen ihrer bekanntermaßen positiven Wirkung auf den Hautstoffwechsel. Vitamin B5 regt die Bildung von Pigmenten an, die nicht nur für einen schönen Teint sorgen, sondern auch die schädlichen Auswirkungen der Sonnenstrahlen eindämmen können. Mineralstoffe wie Kalzium, Magnesium und Phosphor aktivieren den Stoffwechsel und fördern so die Versorgung der Hautzellen. Bei den Spurenelementen sind vor allem Kupfer, Zink und Mangan für den Schutz der Haut empfehlenswert.

Was braucht die gesunde Haut?

Ein paar wichtige Vitalstoffe, die man auf jeden Fall im Auge behalten sollte, wenn man seine Jugend möglichst lange bewahren will.

- Vitamin B3 (Niacin)

  ist besonders wichtig für gesunde Haut, denn es reguliert die Kollagenbildung und die Feuchtigkeitsversorgung der Haut. Niacin wirkt zudem als natürlicher Sonnenschutz und beschützt uns vor schädlichen Einflüssen der UV-Strahlung. Bei einem Mangel an Niacin kann es zu Stoffwechselstörungen, Schlaflosigkeit und Appetitlosigkeit kommen.

  Nahrungsmittel, die viel Vitamin B3 enthalten sind: Erdnüsse, Datteln, Trockenobst, Geflügel, Vollkornbrot, Makrelen, Milch, Fleisch, Austernpilze und Hülsenfrüchte.

- Vitamin B5 (Pantothensäure)

  ist besonders verantwortlich dafür, dass unsere Zellen mit Nährstoffen versorgt werden und sie sich regenerieren und erneuern können. Da Wunden durch Vitamin B5 schneller und besser verheilen und die Haut besser mit Feuchtigkeit versorgt wird, ist es ein Bestandteil vieler Salben. Bei einem Mangel kann es zu einer geschwächten Immunabwehr, Blutarmut und Müdigkeit führen.

  Pantothensäure ist in folgenden Lebensmitteln enthalten: Milch, Innereien, Eier, Kohl, Vollkornbrot, Lachs und Reis.

- Vitamin B7 (Biotin)

  ist wichtig für Haut, Haare und Nägel sowie für die Hautbildung und das Nervensystem. Oft haben Schwangere, Stillende, Sportler, Raucher und Menschen die regelmäßig Alkohol trinken einen erhöhten Bedarf an Biotin. Besteht ein Mangel an Biotin, kann es zu Hauterkrankungen, Haarausfall, Immunschwäche, Übelkeit oder Depressionen führen.

  Besonders viel Biotin ist enthalten in: Nüssen, Haferflocken, Leber, Hefe, Eigelb und Spinat.

- Vitamin B9 (Folsäure)

  Folsäure ist ein wahres Anti-Aging-Vitamin, da es für das Zellwachstum verantwortlich ist. Es ist ein elementarer Bestandteil, um das Nervensystem funktionstüchtig zu halten; zudem ist es wichtig für die Blutbildung sowie der Versorgung von allen Zellen mit Nährstoffen und Sauerstoff. Ein Mangel an Folsäure kann sich durch Blutarmut, Immunschwäche und Störungen des Nervensystems äußern.

Folsäure ist in folgenden Lebensmitteln enthalten: Spinat, Weizenkeimen, Kohl, Bohnen, Hefe, Leber und Feldsalat.

- Magnesium

stärkt unsere Zellen gegen schädliche Einflüsse, wie beispielsweise UV-Strahlung. Dieser Schutz hilft uns vorzeitiger Hautalterung vorzubeugen.

Es kommt in folgenden Lebensmitteln vor: Mehrkornbrot, Cashewnüsse, Sesam, Sojabohnen, Weizenkeime, Weizenkleie, Bohnen und Sonnenblumenkerne.

- L-Carnitin

sorgt für straffes, gesundes Bindegewebe durch die Bildung von Kollagen. Wenn sich die ersten Falten zeigen, die beim besten Willen nicht mehr mit guter Hautpflege und Schlaf verschwinden, greifen einige Frauen zu der Option, sich Kollagen spritzen zu lassen, um die Falten aufzufüllen. Wem das zu rabiat ist, der kann mit Carnitin den Kollagen-Aufbau von innen fördern. Durch Carnitin können die Hautzellen mehr Wasser speichern; dadurch sieht die Haut frischer und praller aus und Fältchen werden gemildert. Bei einem Carnitinmangel kann es zu Abgeschlagenheit, Müdigkeit und einer höheren Infektanfälligkeit kommen.

Es kommt in folgenden Lebensmitteln vor: Rindfleisch, Lammfleisch, Schweineleber, Schweinenieren, Schweinefleisch und Krabben.

- **Glutamin**

Glutamin wird von unseren Hautzellen in hohen Mengen benötigt, da sie sich ständig erneuern. In jungen Jahren produziert der Körper selbst genügend Glutamin, um die Zellen optimal zu versorgen; im Alter allerdings nimmt diese Fähigkeit ab. Deshalb sollte man darauf achten, genügend über die Nahrung aufzunehmen. Auch für die Bildung von Muskelzellen ist Glutamin von Bedeutung und damit für straffes Gewebe. Bei einem Mangel neigt man oft zu einer höheren Infektanfälligkeit.

Glutamin ist in folgenden Lebensmitteln zu finden: Geflügel, Milch und Quark.

- **L-Arginin**

durchblutet die Haut besser und Verletzungen heilen besser ab. Durch die verbesserte Durchblutung wird auch die Zellerneuerung und die Versorgung mit Nährstoffen verbessert. Arginin stärkt das Bindegewebe und unterstützt die Bildung von Muskelzellen und Kollagen.

Arigin ist in folgenden Lebensmitteln enthalten: Walnüsse, Erdnüsse, Sojabohnen, Haferflocken, Thunfisch und Hühnerfleisch.

Fassen wir zusammen:
Hautpflege beginnt definitiv von innen. Nur wer die richtigen Nährstoffe in der richtigen Dosierung täglich aufnimmt kann auch eine schöne und weitgehend faltenlose Haut erhalten oder wieder bekommen. Sie haben richtig gelesen, ich schreibe hier ... *faltenlose Haut wieder zu bekommen* ... Darunter ist aber mit Sicherheit nicht zu verstehen, dass eine zum Beispiel 60-jährige Dame eine Haut wie ein junges Mädchen bekommt. Doch mit Sicherheit kann die Person zu einer alterslosen, interessanten Weiblichkeit werden.

Da im fortgeschrittenen Alter der Bedarf an den wichtigsten Nährstoffen kaum über die Nahrungsaufnahme abgedeckt werden kann, ist die Einnahme von Nahrungsergänzungen empfehlenswert. Zudem enthalten Grünkräuter und Gemüse in ihrer Vielfalt alle dem menschlichen Organismus dienlichen Vitalstoffe, sämtliche Vitamine, Mineralstoffe, Spurenelemente, Enzyme und Aminosäuren in perfekter Ausgewogenheit.

Tipps:

- Erhalten Sie den Selbstschutz Ihrer Haut mit einer sanften, natürlichen chemiefreien Kosmetik.

- Sonnenbrand lässt die Haut rapide altern und kann Zellschäden verursachen, die unter Umständen Hautkrebs auslösen. Achten Sie daher auf einen angemessenen Sonnenschutz!

- Schadstoffe, die in den Körper gelangen, hinterlassen auch auf der Haut ihre Spuren. Genießen Sie Alkohol in Maßen und verzichten Sie möglichst auf das Rauchen, um einer vorzeitigen Hautalterung entgegenzuwirken.

- Die Haut braucht zum Erfüllen ihrer Schutzfunktion viele Vitalstoffe. Sie sollten daher auf eine ausgewogene Ernährung Wert legen, die die Regeneration der Hautzellen fördert.

- Stress versetzt den Körper in einen Ausnahmezustand, in dem die Regeneration der Haut verlangsamt und ihre Schutzfunktion beeinträchtigt wird. Bauen Sie für vitaleres Aussehen und mehr Wohlbefinden Stressfaktoren ab.

Wissenswertes über die wichtigsten Pflanzenöle

Pflanzenöle können mehr als nur das Essen verfeinern. Sie sind wirksame Helfer für unsere Gesundheit. Mit ihnen können wir Krankheiten vorbeugen, Beschwerden lindern und unserer Haut Gutes tun. Schon immer wurden feine Pflanzenöle auch außerhalb der Küche verwendet. Das liegt daran, dass diese Multitalente hochwirksame Substanzen enthalten, die für uns wichtig sind – die ungesättigten Fettsäuren etwa, die der Körper selbst nicht bilden kann. Sie sind sagenhafte Energiespender, die den Stoffwechsel ankurbeln und wichtige Aufgaben erfüllen, wie die Aktivierung der Zellerneuerung und Stimulierung der Hormonproduktion. Pflanzenöle liefern uns auch Pflanzenfarbstoffe (Flavonoide), die das Immunsystem stärken. Sie versorgen uns mit wertvollem Lezithin, welches das Cholesterin senkt, und mit Vitamin E. Es sorgt dafür, dass die Fließeigenschaft des Blutes gewährleistet ist und fördert zudem die Zellatmung.

Arganöl

ist ein echter Jungbrunnen. Es fördert die Durchblutung, strafft die Haut und verjüngt die Zellen. Die darin enthaltenen Phytohormone fördern das hormonelle Gleichgewicht. Außerdem sagt man ihm eine positive Wirkung bei Brust- und Prostatakrebs nach.

Avocadoöl

ist in der Hautpflege unübertroffen. Es schützt vor schädlichen Umwelteinflüssen, spendet der reifen Haut Feuchtigkeit, unterstützt deren Zellaufbau und die Regeneration. Zudem lindert es Ekzeme und Schuppenflechten.

Leinöl

stärkt und pflegt das Gefäßsystem. Es hat einen günstigen Einfluss auf erhöhten Blutdruck, wirkt Cholesterin senkend und beugt Osteoporose vor.

Olivenöl

ist in Kosmetik, Salben, Creme und Körperölen überhaupt nicht mehr wegzudenken. Es soll der Verkalkung vorbeugen und den Cholesterinspiegel auf Dauer senken. Gerade bei Olivenöl sollte man besonders darauf achten, wie bei allen Ölen, dass es kalt gepresst wurde.

Sesamöl

hat sich als Nerventonikum bewährt. Es entfaltet seine beruhigende Wirkung über die Haut und bildet einen unsichtbaren Schutzmantel bei zu dünner Haut.

Sonnenblumenöl

wirkt entgiftend. Es entzieht der Mundschleimhaut schädliche Stoffe und giftige chemische Verbindungen. Außerdem schützt es den Mund- und Rachenraum vor Bakterien, Pilzen und Viren.

Es gilt selbstverständlich bei allen Ölen darauf zu achten, besonders beim Kochen und Braten, die Öle auf keinen Fall zu heiß werden zu lassen, da die guten Inhaltsstoffe sonst verloren gehen und das Gegenteil bewirken.

Utensilien für die Herstellung von Creme, Masken und Hautpflege

Um alle angebotenen Rezepte nutzen zu können, empfiehlt es sich, die nachfolgend aufgeführten Utensilien in Ihrer Küche zu haben.

Für die Cremeherstellung:

- 1 Entsafter
- 1 Mixer
- 1 Küchenwaage
- 1 Messbecher
- 1 Topf für das Wasserbad (er sollte so groß sein, dass 2 bis 3 Einmachgläser darin gut Platz haben).
- 1 Cremepfännchen (ich habe einen Milchtopf mit Zotte, damit lässt sich die fertige Creme in die Cremedosen einfüllen).
- Gefäße – Cremedöschen für die fertige Creme

Dazu für die Maskenherstellung:

- 1 Mörser
- 1 Reibe (kann durch Mixer ersetzt werden)
- 1 Schneebesen

Zur Hautpflege:

- 1 Thermometer

Bedeutung verwendeter Begriffe

Fettphase

Das sind die hergestellten Öle, die zur Herstellung einer Creme, wie z. B. Ringelblumenöl, Lavendelöl usw., benötigt werden.

Konsistenzgeber

Bienenwachs, Kakaobutter, Sheabutter

Emulgator

Wollwachs, Wollwachs-Alkohole, Tegomuls, Eucerin

Wasserphase

Tinkturen, stilles Wasser, Rosenwasser

Herstellung eines Kräuteröls

Generell werden alle Kräuter auf die gleiche Weise hergestellt. Als Beispiel führen wir das Kamillenöl an. Man benötigt getrocknete Kamillenblüten.

- Damit wird ein großes Glas, z. B. ein Gurkenglas, bis auf 2/3 mit den Blüten angefüllt.

- Der Rest des Glases wird mit einem kalt gepressten Olivenöl aufgefüllt und gut verschlossen.
- Das Glas wird dann ca. 3–4 Wochen an einen warmen, sonnigen Platz gestellt und kann dann abgefiltert und in eine beschriftete Flasche oder Glas gefüllt werden.

Herstellung einer Tinktur

Dies ist das gleiche Verfahren, nur nimmt man anstatt des Öls einen 40%igen Obstler. Dies stellt man genauso, wie das Öl für ca. 2–6 Wochen an einen warmen Ort oder in die Sonne. Danach wird das Öl abgegossen und in eine beschriftete Flasche gefüllt.

Rezepte für die Gesichtsbehandlung mit einheimischen Kräutern

Kompressen

Für Gesichtskompressen eignen sich Aufgüsse aus Ringelblume, Johanniskrautblüten, Melisse und Rosenblüten; diese sind pflegend und regenerierend. Hamamelisblätter, Schafgarbe und Arnika sind entzündungshemmend.

Herstellung und Anwendung

5 g Kräutermischung in einen Teebeutel geben, mit 1 Liter kochendem Wasser übergießen und 10 Minuten ziehen lassen. Die Kompressen-Tücher in die Schüssel geben und gut auswringen, dann auf Gesicht und Dekolleté auflegen. Einige Minuten einwirken lassen.

Peeling für Frau (und Mann)

Zutaten und Anwendung

1 Essl. Heilerde

1 Essl. Kräutermischung (Ringelblume, gemahlene Hamamelisrinde)

1 Essl. Salbeiblätter

1 Teel. Aloe vera-Gel

Jojobaöl nach Bedarf

Heilerde mit den Kräutern vermengen, Aloe vera-Gel unterrühren und so viel Jojobaöl hinzufügen, bis eine geschmeidige Paste entsteht. Paste auf Gesicht und Dekolleté auftragen, sanft einmassieren, dann mit einer warmen Kompresse abnehmen.

Santai-Stempel
Pflegende und regenerierende Mischung

Zutaten

1 Teel. Arnika
1 Teel. Kamillenblüten
1 Teel. Lavendelblüten
1 Teel. Melissenblätter
1 Teel. Ringelblumen
1 Teel. Rosenblüten

Entschlackende und entzündungshemmende Mischung

Zutaten

1 Teel. Arnika
1 Teel. Hamamelisblätter
1 Teel. Salbei
1 Teel. Melissenblätter
1 Teel. Zinnkraut
1 Teel. Brennnesselblätter

Anwendung

Für zwei Stempel benötigt man etwa 2 Essl. Kräutermischung. Die Kräutermischung in die zugeschnittenen Seidentücher geben und straff wickeln. Die Stempel werden anschließend ca. 15 Minuten über Wasserdampf erhitzt.

Maske

Zutaten und Anwendung

1 Essl. Heilerde
1 Essl. Mandelöl
1 Essl. Kräuter (Arnika, Ringelblume, Melisse, Rosenblüten und Rosenwasser), pflegend und regenerierend
oder (Arnika, Brennnessel, Salbei, Hamamelisblätter und Rosenwasser), entschlackend und straffend

Heilerde mit Mandelöl anrühren und so viel Rosenwasser zugeben, bis ein streichfähiger Brei entsteht. Die Kräuter mit einem Mörser fein zerreiben und unterrühren. Maske auf Gesicht und Dekolleté auftragen und ca. 15 Minuten einwirken lassen, anschließend mit warmen Kompressentüchern abnehmen.

Bestimmung des Hauttyps

Nun hätten wir das Wichtigste fast vergessen – den Hauttyp. Was passt zu wem? Das ist wie in der Liebe die große Gretchenfrage, doch hier ist die Antwort wesentlich leichter zu bekommen. Sicher kennen Sie Ihren Hauttyp. Wenn nein, kein Problem! Aber dann sollten Sie ihn erst bestimmen, bevor Sie mit den Schönheitsrezepten beginnen. Denn nur wer seinen eigenen Hauttyp kennt, kann die richtige Körperpflege betreiben.

Man unterscheidet folgende Hauttypen:

- Normale Haut

  Dieser Hauttyp hat feine Poren, ist glatt, rosig und matt glänzend. Die Hautfeuchtigkeit und die Produktion von Talg ist in Ordnung. Diesen Hauttyp findet man überwiegend bei jungen Menschen. In zunehmendem Alter wird die Haut meist trockener.

- Trockene Haut

  Trockene Haut hat feine Poren, meist spröde und glanzlos. Oft wirkt sie gespannt und neigt zu Rötungen. Die Talgproduktion ist gehemmt, es wird weniger Feuchtigkeit gespeichert. Dünne, trockene Haut neigt vorzeitig zu Falten.

- Fettige Haut

  Fettige Haut hat große Poren; oft entstehen Mitesser und Pickel. Fettige Haut glänzt deshalb, da zu viel Talg produziert wird. Sie erscheint dick, weil zu viel Fett und Feuchtigkeit darin gespeichert sind. Allerdings hat sie auch einen Vorteil – sie bildet weniger Falten. Fettige Haut findet man oft bei jungen Menschen, aber auch bei zu dicken Menschen.

- Mischhaut

  Mischhaut hat fettige Hautpartien an der Stirn, an der Nase und am Kinn. Ansonsten ist die Haut trocken.

Wie stelle ich meinen Hauttyp fest?

Hier ein Tipp aus Omas Zeiten: Mischen Sie den Saft einer Zitrone mit 125 ml destilliertem Wasser, geben Sie dazu einen Teelöffel Olivenöl und drei Eiswürfel. Wenn die Eiswürfel geschmolzen sind, geben Sie diese Mischung auf das vorher gründlich gereinigte Gesicht. Warten Sie 3 Stunden. Nehmen Sie nach 3 Stunden einen Wattebausch und reiben ihn über Ihre Stirn. Gleiches machen Sie mit je einem neuen Wattebausch mit der Nase und dem Kinn. Wenn alle drei Wattebäusche sauber sind, so bedeutet das, dass Sie eine trockene Haut haben. Verdunkeln sich die Wattebäusche, so ist die Haut fettig. Sind die Wattebäusche nur leicht verdunkelt, so weist dies auf eine Mischhaut hin.

Reinigung der Haut

Wichtig für die Haut ist, dass sie immer gut gereinigt wird. Und hier fängt das Problem meist an. Wasser alleine genügt nicht, und Seife, besonders parfümierte Seife, sollte man nicht anwenden. Denn Seife trocknet die Haut aus. Nur bei fettiger und unreiner Haut kann eine sehr milde Seife angewendet werden. Bevorzugen sollte man deshalb Reinigungsemulsionen. Diese kann man auch selbst herstellen, z. B. nach folgenden Rezepten:

Reinigungsmilch für normale Haut

2 Essl. Honig

2 Essl. Zitronensaft

250 ml Buttermilch

Das Ganze wird gut miteinander vermischt und kann anschließend zur Reinigung von Gesicht, Hals und Dekolleté verwendet werden. Lassen Sie die Reinigungsmilch dazu einige Minuten einwirken und spülen Sie sie dann mit warmem Wasser ab.

Trockene und anspruchsvolle Haut: Lotion mit Weizenkeimöl

100 ml Weizenkeimöl

2 Eigelbe

30 ml Obstessig

2 Teel. Traubenzucker

Vermischen Sie das Eigelb, den Obstessig und den Traubenzucker miteinander und rühren Sie dazu langsam das Öl unter. Es entsteht ein Gemenge, welches wie Mayonnaise aussieht. Füllen Sie diese Lotion in ein Cremedöschen ab und bewahren Sie es kühl auf. Verwendet wird es zur Reinigung der Haut, in dem man es mit leicht kreisenden Bewegungen aufträgt und kurze Zeit einwirken lässt, dann mit warmem Wasser abspülen.

Anspruchsvolle und ältere Haut: Reinigungsöl mit Aloe vera

100 ml Aloe vera-Gel

40 ml Sesamöl

3 Tropfen ätherisches Zitronenöl

Geben Sie die Zutaten in eine Flasche und vermischen alles gut miteinander. Zum Reinigen tragen Sie das Öl auf die jeweiligen Stellen Gesicht, Hals und Dekolleté auf und lassen es einige Minuten einwirken. Danach mit warmem Wasser abspülen.

Trockene und empfindliche Haut: Reinigungsmilch mit Avocadoöl

200 ml Rosenwasser

2 Essl. Honig

40 g Trockenmilch

40 ml Mandelöl

40 ml Avocadoöl

Erwärmen Sie das Rosenwasser, bis es lauwarm ist und lösen Sie dann darin die Trockenmilch und den Honig auf. Danach geben Sie die Öle dazu, füllen dann die Reinigungsmilch in eine Flasche ab und schütteln nochmals alles gut durch. Zur Reinigung wird die Haut damit gut eingerieben und anschließend mit warmem Wasser abgespült.

Mischhaut und fettige Haut: Paste mit Mandelkleie

25 ml Mandelöl

200 ml Milch

2 Tassen Mandelkleie (normale Kaffeetassen)

Verrühren sie die Zutaten zu einer Paste. Diese Paste sollte anschließend sofort auf die Hautpartien aufgetragen werden. Aber Vorsicht, die Augen auslassen! Massieren Sie danach die Paste ein und spülen Sie sie dann mit warmem Wasser ab.

Gesichtswasser

Rosen-Orangen-Gesichtswasser

Dieses Gesichtswasser der Luxusklasse duftet wunderbar nach Rosen und Orangenblüten. Es reinigt, kühlt und pflegt die Haut und macht die tägliche Gesichtsreinigung zu einem Erlebnis.

Alle Zutaten bekommt man in der Apotheke.

Zutaten und Anwendung

150 ml Rosenwasser
25 ml Orangenblütenwasser
15 Tropfen Aloe vera 10-fach (oder 15 ml Aloe vera-Gel)
15 Tropfen grüner Tee oder Kamillenextrakt
2,5 ml D-Panthenol
15 Tropfen Vitamin F

Das Rosenwasser abkochen und erkalten lassen. Die anderen Zutaten werden gut verrührt. In einen Messbecher geben und mit dem abgekochten Rosenwasser auf 200 ml auffüllen. In eine Braun- oder Blauglasflasche abfüllen – fertig.

Omas Gesichtswässerchen

Zum Nachreinigen der Haut gibt es aus Omas Zeiten tolle Rezepte für allerlei Gesichtswasser, die zu jedem Hauttyp passen.

Trockene Haut: Gesichtswasser mit Orange und Rose

50 ml Rosenwasser
30 ml Fencheltee
30 ml Lindenblütentee
20 ml Orangenblütenwasser
10 ml Obstessig
2 Teel. Honig

Erwärmen Sie das Rosenwasser und das Orangenblütenwasser, bis es lauwarm ist. Geben Sie dann den Honig dazu und warten Sie, bis er sich aufgelöst hat. Nach dem Abkühlen geben Sie die anderen Zutaten hinzu und füllen das Ganze in eine Flasche ab.

Fettige und unreine Haut: Gesichtswasser mit Petersilie

1 Bund frische Petersilie
0,3 Liter destilliertes Wasser
0,1 Liter 70%iger Alkohol

Petersilie waschen und ganz klein schneiden, in ein verschließbares Glas geben und den Alkohol dazufüllen. Lassen Sie es 2 Wochen stehen, dann absieben, das destillierte Wasser hinzufügen und gut schütteln.

Mischhaut und fettige Haut: Gesichtswasser mit Salbei

3 Essl. getrocknete Salbeiblätter

150 ml destilliertes Wasser

30 ml 70%iger Alkohol

Geben Sie das kochende destillierte Wasser über die Salbeiblätter; lassen Sie das Ganze 10 Minuten ziehen, dann abfiltern und kalt werden lassen. Danach den Alkohol dazugeben und in eine Flasche füllen und gut schütteln.

Normale bis fettige Haut: Gesichtswasser aus allerlei Kräutern

150 ml destilliertes Wasser

6 Essl. gemischte Kräuter (Kamille, Salbei, Zinnkraut, Ringelblume und Johanniskraut)

75 ml Rosenwasser

30 ml 70%iger Alkohol

30 ml Zitronensaft

Übergießen Sie die Kräuter mit dem Alkohol und dem Wasser und lassen Sie das Ganze über Nacht stehen. Danach absieben, das Rosenwasser und den Zitronensaft hinzugeben, in eine Flasche füllen und gut schütteln.

Anti-Aging-Tipps aus dem Orient

Gerade im Orient hat die Körperpflege eine sehr lange Tradition. Der Gebrauch von reichhaltigen, teuren Ölen und Massagen im Hamam gehörten und gehören auch heute noch zum guten Ton. Reinigung des Körpers, Entspannung und Pflege spielen hier zusammen.

Bei den Schönheitsritualen der orientalischen Frauen wurden Zutaten benutzt, die wir auch heute noch kennen.

- Honig und Mandelöl, Mandelmilch und mineralische Lava-Erde dienten zur Hautreinigung und Verschönerung.

- Granatapfelkerne zur Verjüngung der Haut kamen als inneres Therapeutikum zum Einsatz. Damals wusste man natürlich nicht, dass der Granatapfel besonders viele Flavonoide enthält und zahlreiche Vitamine, Antioxidantien und Polyphenole in seinen Kernen birgt. Man kannte aber bereits seine Wirkung als Anti-Aging-Therapeutikum.

- Das marokkanische Arganöl galt, wie auch heute noch, als Jungbrunnen für die Haut. Man tupfte es sparsam auf und behandelte mit Wasser und Zitronensaft nach, um eine helle und glatte Haut zu bekommen. Zudem galt warmes Arganöl als wahre Wunderwaffe gegen Cellulitis und Schwangerschaftsstreifen.

Mein kleines orientalisches Anti-Aging-Programm für zuhause

Kleopatra-Milch-Bad

1 Liter Milch

4 Essl. Honig

Den Honig im warmen Badewasser auflösen, die Milch langsam dazugeben. Die Milch sorgt dafür, dass sich Hautzellen schneller wieder erneuern und die Haut optimal mit Feuchtigkeit versorgt wird. Der Honig verwöhnt die Haut reichhaltig und hält sie geschmeidig.

Entspannendes Körperöl

50 ml neutrales Körperöl

10 Tropfen ätherisches Patchouliöl

10 Tropfen ätherisches Vanilleöl

Diese werden gut vermischt und in ein dunkles Fläschchen gefüllt.

Orientalische Haarmaske

500 ml reichhaltiges Argan- oder Olivenöl

Das Ganze bis in die Haarspitzen einmassieren, danach ein Handtuch um den Kopf wickeln. Mindestens eine halbe Stunde einwirken lassen und mit einem milden Shampoo ausspülen. Ihr Haar erhält einen wunderschönen Glanz.

Honig-Mandel-Maske gegen raue Hände

100 ml Mandelöl

2 Teel. Honig

Das Mandelöl leicht erwärmen und den Honig dazugeben. Die Hände gut eincremen und einen Baumwollhandschuh darüberziehen. Über Nacht einwirken lassen und morgens mit weichen Händen aufwachen.

Hamam

> Hamam ist mehr als nur eine Reinigung
> für Körper, Geist und Seele.

Nicht nur den Sultanen war das Hamam vorbehalten. Antalya und die Urlaubsgebiete haben viele Hamams, genauso wie die Hotels. Die strengen Reinigungsvorschriften im Koran haben schon im Mittelalter dazu beigetragen, dass für jedermann öffentliche Badehäuser errichtet wurden. Die feuchte Wärme beruhigt die Nerven, verkrampfte Muskeln werden gelockert, die Haut porentief gereinigt und rheumatische Beschwerden gelindert. Die warme Temperatur regt gleichzeitig das Immunsystem an. Es ist schon ein Erlebnis, sich einmal im original türkischen Hamam auf die heißen Marmorsteine zu legen und zu entspannen. Die Temperatur liegt bei ca. 50 Grad. Gefolgt von einer Reinigungsprozedur, die mit einem kartoffelsackartigen Handschuh aus Ziegenhaar durchgeführt wird, mit dem die abgestorbenen Hautpartikel entfernt werden. Man glaubt nicht, was da so alles runterkommt. Der Masseur kennt jeden Handgriff; man hat keine Chance ihm zu entkommen. Am Ende dieses wahrlichen Erlebnisses folgt dann eine Massage. Man fühlt sich hinterher wie neugeboren. Im Hamam trägt der Mann oder die Frau ein großes dünnes Tuch, mit dem man seine Intimitäten bedeckt. Möchten Sie Urlaub in der Türkei machen, dann sollten Sie diesen nutzen und in ein Hamam-Badehaus gehen.

Doch nicht allen bietet sich die Möglichkeit zu einer Reise in die Türkei, um sich im Hamam verwöhnen zu lassen. Aber einen Wellnesstag, ganz gleich wo, ob zu Hause oder im traumhaftesten Hotel, ist vielen Menschen möglich. Entspannen Sie sich, lassen Sie die Seele baumeln und schaun Sie mal, was Sie sich selbst so alles an Gutem antun können.

Wellnesstag für normale Haut und Haare

Nicht nur für unsere Mütter oder gestresste berufstätige Frauen, sondern im Grunde genommen für jedermann ist es eine besondere Wohltat für Körper und Geist, wenn man ein paar Stunden nur für sich selbst hat und für die Pflege seines Körpers überlässt. Hier gebe ich Ihnen einige Anregungen, wie so ein Tag oder Abend ablaufen kann. Viel Spaß kann es machen, wenn dieser zu zweit genossen wird – als Paar oder mit der besten Freundin, dem Freund.

Einige Kerzen, gedämpftes Licht und schöne Musik schaffen eine regelrechte Wellnessoase und runden das Ganze ab.

Dieser Wellnesstag oder -abend kann auch problemlos zu Hause durchgeführt werden. Sie benötigen etwa 3,5 Stunden dafür.

- Die Anwendungsmodalitäten und Zutaten gelten für normale Haut und Haare.

- Sollten Sie ein anderer Haut- oder Haartyp sein, so modifizieren Sie diese einzelnen Beschreibungen mit Ihrem benötigten Zubehör.

1. Peeling – Dusche

Das Ganzkörper-Peeling über Gesicht und Körper rubbeln. Laut Feng-Shui soll das übrigens auch negative Energien wegspülen.

2. Gemütliches Bad

Favorisiertes Badeöl mit Sahne oder Vollmilch in die Wanne gießen, nach Belieben Blumenblätter (z. B. Rosenblätter) hineinstreuen. Beim Baden entweder eine Reinigungsmaske auftragen oder mit einem Gesichtswasser die Poren vorreinigen. Kurz vor dem Verlassen der Wanne die Haare mit einem milden Shampoo waschen und ausspülen.

3. Öl und Haar-Kur auftragen

Sesam- oder Sojaöl auf die nasse Haut auftragen und in einen angewärmten Bademantel einmummeln. Eine Kurpackung auf die Haare auftragen, ein feuchtwarmes Handtuch darum wickeln und ein trockenes Handtuch darüber legen (Wärme sorgt für die optimale Aufnahme von Nährstoffen). 10–15 Minuten relaxen.

4. Weiterbehandlung der Haare

Haarkur auswaschen, danach eine Flasche Bier als Haarspülung über die Haare geben und im Haar belassen (keine Angst, der Geruch verfliegt!); Haare im Handtuch nur ausdrücken, niemals rubbeln, durchkämmen und evtl. bei schlechter Kämmbarkeit ein wenig Öl in den Handflächen verreiben und im Haar verteilen.

5. Kamille-Dampfbad

In einem großen Topf reichlich Wasser zum Kochen bringen, vom Herd nehmen und ein bis zwei Handvoll Kamillenblüten hineingeben. 10 Minuten mit geschlossenem Deckel ziehen lassen. Holen Sie sich ein großes Badetuch. Nehmen Sie den Topfdeckel ab und halten Sie das Gesicht darüber. Kopf und Topf komplett mit dem Badetuch abdecken, dass alle Ritzen damit abgedichtet sind (Saunaeffekt). 10–15 Minuten über dem Dampfbad schwitzen, Gesicht dann trocken tupfen und Pickelchen oder Mitesser vorsichtig ausdrücken, dabei Kleenex benutzen, ansonsten dringen wieder Bakterien in die Poren ein. Gesicht mit Gesichtswasser abtupfen, das verschließt die Poren. Jetzt kann gepflegt werden.

6. Gesichtsmaske

Eine selbst gemachte Gesichtsmaske aus Quark und Honig auf Gesicht und Hals auftragen, Augenpartie aussparen. Diese kann wahlweise mit noch warmen, ausgedrückten Teebeuteln Kamille-Extrakt oder Schwarztee oder einer kalten Gel-Augenmaske behandelt werden. Auch ein paar Scheiben Salatgurke können das Hautbild verbessern. Bis zu einer halben Stunde relaxen.

7. Mani- und Pediküre

Maske abwaschen, Maniküre und Pediküre machen. Wie man das macht, brauche ich nicht zu beschreiben, aber bei Nagelproblemen können verschiedene Öle hilfreich sein. Speziell bei brüchigen Nägeln kann – regelmäßig angewandt – eine Mischung aus einigen Esslöffeln Olivenöl mit 1–2 Spritzern Zitronensaft helfen. Nach der Pflege Hände und Füße eincremen. Dafür verwende ich gerne meine eigenhändig hergestellte Lavendel- oder Kamillencreme.

8. Letzter Tipp

Am Schluss noch einmal die Lieblingsgesichtscreme oder Gel auftragen, wenn die Haut immer noch ein wenig Feuchtigkeit benötigt. Jetzt können Sie sich bei ihrem Lieblingsgetränk entspannen. Der Wellnesstag oder -abend ist beendet.

Peelings zum Selbermachen

Gesichtspeelings gibt es in Drogerien wie Sand am Meer zu kaufen, ob für trockene Haut, gegen Mitesser oder Pickel oder gegen schnell fettende Haut – für jedes Problem und jeden Hauttyp ist das Passende dabei. Doch bei den meisten Gesichtspeelings weiß man nicht wirklich, welche Inhaltsstoffe sie enthalten. Für uns stellt das kein Problem dar, denn schon mit nur sehr geringem Aufwand kann man sich sein Peeling ganz einfach zu Hause selber machen. Das geht mit Lebensmitteln aus dem Kühlschrank.

Ach, wie umständlich, werden Sie vielleicht denken und ist es wirklich nötig?! Meines Erachtens ja! Mithilfe eines Peelings wird zum einen die Durchblutung der Haut angeregt, und zum anderen werden abgestorbene Hautschüppchen entfernt. Jedoch eignet sich nicht jede Zutat für jeden Hauttyp. Ich stelle Ihnen im Folgenden vier unterschiedliche Peelings vor:

Anfänger-Gesichtspeeling

4 Essl. oder Teel. brauner Rohrzucker

80–100 ml Olivenöl (nach Größe des Gesichtes)

Man nehme den braunen Rohrzucker, anderer Zucker geht natürlich auch und vermischt diesen mit Olivenöl, bis sich das Gemisch in eine Creme verwandelt hat. Nun verteilt man das Ganze in kreisenden Bewegungen auf das gesamte Gesicht, (Augen- und Mundpartie sollten ausgespart werden) und lässt das Peeling ca. zehn Minuten einwirken. Danach mit lauwarmem Wasser abwaschen.

Gesichtspeeling bei trockener Haut

1 Banane

¼ Papaya

1 Teel. Zucker

1 Teel. Honig

Die Banane wird zerdrückt und die Papaya püriert. Beides wird zusammengefügt und mit dem Honig und dem Zucker zu einer Masse gerührt. Nun kann das Peeling auf das Gesicht verteilt und sanft einmassiert werden. Ein paar Minuten einwirken lassen und dann mit warmem Wasser abwaschen.

Gesichtspeeling bei Mischhaut

50–60 ml Vollmilch

½ Tasse Mandelkleie (gibt es in Apotheken)

7–8 ml Mandelöl

Alles zusammen wird zu einer Paste angerührt und für einige Minuten sanft in die Gesichtshaut einmassiert. Auch hier, wie bei allen Peelings, die Mund- und Augenpartie auslassen. Danach mit lauwarmem Wasser abwaschen.

Gesichtspeeling gegen Pickel und Mitesser

2 Essl. Salz (Meersalz bevorzugen)

½ Becher (ca. 200 ml) Joghurt oder Quark

Das Salz mit Joghurt oder Quark gut verrühren. Nun das Gemisch auf die Haut auftragen und sanft einmassieren. Ein paar Minuten einwirken lassen und mit warmem Wasser abwaschen.

Körperpeeling für Frau (und Mann)

2 Tassen grobes Meersalz

10–20 Tropfen Öl (Sonnenblumen-, Rosen- oder Aprikosenöl)

30–50 ml Milch

Das Meersalz wird mit dem Öl und der Milch gut durchgerührt, bis die Masse cremig ist. Die gut vermischten Zutaten auf dem Körper einmassieren und dann mit warmem Wasser abduschen.

Gesichtsmasken

Nahezu jedes Obst und fast alle Gemüsesorten eignen sich zur Herstellung von Gesichtsmasken. Dabei ist folgendes zu wissen:

- Eher fette Produckte wie z. B. Avocado oder Bananen sind besser für trockene oder reife Haut geeignet, da sie sehr reichhaltig sind.

- Leichtes wie z. B. Gurken und Tomaten haben eine reinigende, klärende Wirkung und sind besonders gut zur Pflege von normaler und unreiner Haut geeignet.

Milchproduckte, Eier, Honig

Auch tierische Produkte eignen sich wunderbar für pflegende Masken. Auch hier gilt wieder: Je reichhaltiger dieses Produkt als Nahrungsmittel ist, desto reichhaltiger ist es auch für unsere Haut.

Haltbarkeit

Die selbst hergestellten Masken halten sich bis zu 3 Tagen im Kühlschrank, wie normale Lebensmittel auch. Zur Entnahme der benötigten Menge sollte man einen Löffel und nicht die Finger benutzen, was die Haltbarkeit erhöht. So kann man über 3 Tage hinweg eine regelrechte Maskenkur machen und braucht nur einmal zu rühren.

Avocadomaske

Avocados schmecken nicht nur, ihre reichhaltigen Inhaltsstoffe sind auch gut für Haut und Haar. Durch ihren hohen Fettanteil mit sehr wertvollen Fettsäuren hält Avocado trockene und sogar rissige Haut geschmeidig. Das in den Avocados enthaltene Vitamin E bremst den Alterungsprozess, strafft das Bindegewebe und beugt Hautflecken vor. Diese Maske hält die Haut elastisch und lässt kleine Fältchen verschwinden.

Zutaten und Anwendung

½ Avocado
½ Teel. Joghurt
½ Teel. Honig

Das Fleisch einer ½ Avocado zerdrücken. Den Brei mit einem ½ Teel. Joghurt und einem ½ Teel. Honig gut vermischen. Die Maske auftragen und nach etwa 10 Minuten mit lauwarmem Wasser abspülen.

Gurken machen müde Haut wieder munter

Salatgurken erfrischen und beleben das Gesicht mit ihrem hohen Feuchtigkeitsgehalt und den Beauty-Vitaminen A und C. Außerdem enthalten sie Enzyme, die die Hauterneuerung fördern. Für das hautglättende Protein-Extra sorgt der Quark. Bei fettiger Haut sollte man zu Magerquark greifen, trockene Haut verträgt dagegen auch gerne Sahnequark.

Zutaten und Anwendung

Mit einer Reibe oder im Mixer eine ¼ Stück Salatgurke zerkleinern. Das Gurkenpüree mit 1 Essl. Quark verrühren, diese Mischung auftragen und ca. 15 Minuten einwirken lassen. Dann mit warmem Wasser abwaschen.

Gesichtsmaske für einen frischen Teint

Diese Maske ist reichhaltiger als die Gurkenmaske, dennoch auch für junge Haut geeignet. Nicht nur vor dem Weggehen am Wochenende kann so die Gesichtshaut aufgefrischt und eine perfekte Make-up-Grundlage geschaffen werden.

Zutaten und Anwendung

3 Essl. Quark
2 Essl. Joghurt
15 Tropfen Olivenöl
1 Eigelb

Zutaten zu einer Paste vermengen, auf das Gesicht auftragen und ca. 15 Minuten einwirken lassen. Mit warmem Wasser abspülen.

Bienenhonigmaske

Bienenhonig ist für jeden Hauttyp geeignet. Er macht die Haut zart und geschmeidig. Etwa 2 Essl. Honig mit warmem Wasser übergießen, bis er streichfähig ist. Mit einem Pinsel gleichmäßig auf dem Gesicht verteilen. Nach ca. 15 Minuten mit warmem Wasser das Gesicht gründlich abspülen.

Tomaten-Honigmaske

Zutaten und Anwendung

2 Tomaten

1 Teel. Honig

Die Tomaten werden zuerst ganz fein mit dem Mixer püriert. Danach gibt man den Honig dazu und püriert das Ganze nochmals durch. Diese Paste auftragen und nach 10 Minuten mit lauwarmem Wasser abspülen.

Karottenmaske

Zutaten und Anwendung

1 Teel. Karottensaft

1 Eigelb

2 Essl. Mehl

Zutaten vermischen und die Masse dann gleichmäßig auf das Gesicht auftragen. Etwa 10 Minuten einwirken lassen und dann mit lauwarmem Wasser abspülen.

Trockene Haut

Wenn Sie eine winzige Kleinigkeit berücksichtigen, eignet sich jede Maske auch für die trockene Haut. Dafür braucht man den anderen Rezepten nur ein paar Tropfen Öl, etwas Sahne oder Quark hinzufügen.

Bananen-Honigmaske

Dies ist ein besonders einfaches, aber auch sehr effektives Rezept. Vor allem können dazu wunderbar Bananen verwendet werden, die zum Essen bereits zu reif sind.

Zutaten und Anwendung

1 Banane

1 Teel. Honig

Die Banane im Mixer pürieren. Sobald sie ganz fein ist, wird der Honig hinzugegeben. Die Paste auf das Gesicht auftragen und 10 Minuten einwirken lassen. Danach mit warmem Wasser abspülen. Diese Maske hilft auch bei rauen Ellenbogen.

Kühle Masken mit Agar-Agar für heiße Tage

Diese Masken lassen sich schnell und unkompliziert herstellen. Beim Auftragen sind sie noch warm und geschmeidig. Sobald sie trocknen, bildet sich durch das Agar-Agar ein durchgehender, kühlender Film auf der Haut, der nach dem Abwaschen ein herrliches Gefühl hinterlässt.

Zutaten und Anwendung

25 ml Rosenwasser

½ ml Agar-Agar (ist in jedem Asia-Laden erhältlich)

Alle Zutaten vermischen und auf dem Herd erwärmen, bis sich das Agar-Agar vollständig aufgelöst hat. Vom Herd nehmen und rühren, bis die Mischung beginnt einzudicken. Wenn die Mischung so dick ist, dass sie nicht mehr tropft, wird sie mit einem Pinsel noch warm auf das gut gereinigte Gesicht und den Hals aufgetragen. Ist die Maske völlig erstarrt, wird sie mit warmem Wasser entfernt.

Kalt gerührte Eigelbmaske

Diese Maske erfrischt die Haut, zieht die Poren zusammen und macht müde Gesichter wieder munter. Ideal für den Abend nach einem anstrengenden Tag.

Zutaten und Anwendung

1 Eigelb

1 Messerspitze Agar-Agar

Eigelb und Agar-Agar in eine Rührschüssel geben und kräftig rühren, bis die Masse dicklich wird (das kann eine Weile dauern, weil das Agar-Agar erst quellen muss). Danach wird es aufgetragen und nach 10 Minuten mit warmem Wasser abgewaschen.

Beruhigende Quarkmaske

Zutaten und Anwendung

3 Essl. Quark

1 Essl. Honig

Den Quark mit dem Honig verrühren. Auf das gereinigte Gesicht auftragen. 20 Minuten trocknen lassen, danach vorsichtig mit warmem Wasser abwaschen. Diese Maske eignet sich auch hervorragend nach dem Sonnenbad.

Maske gegen Falten

Zutaten und Anwendung

10 g Kürbiskerne
10 g Aronwurzel
10 g Lilienwurzel
10 g bittere Mandelkerne
3 Essl. Sahne
1 Eiweiß

Kürbiskerne, Aronwurzel, Lilienwurzel und Mandelkerne mischen und zu Pulver zerstoßen. Nehmen Sie dann die 3 Teelöffel Pulver, geben Sie die Sahne und das Eiweiß dazu. Das wird zu einer Salbe verrührt. Damit wird abends das Gesicht eingerieben. 20 Minuten einwirken lassen und dann vorsichtig mit warmem Wasser abwaschen.

Erfrischende Blitzmaske

Zutaten und Anwendung

1 Zitrone
1 Essl. Quark

Die Zitrone pürieren und mit dem Quark verrühren. Dann auf das gereinigte Gesicht auftragen. 10–15 Minuten einwirken lassen. Danach vorsichtig mit warmem Wasser abwaschen. Die Durchblutung der Haut steigert sich enorm und gleichzeitig reinigt die Zitronensäure verstopfte Poren.

Kräutergesichtsmaske

Zutaten und Anwendung

1 Essl. Pulvermilch

1 Eiweiß

1 Teel. Honig

1 Teel. Kamillenblüten

1 Teel. Fenchelsaat

1 Teel. Zitronengras

Vermischen Sie das Eiweiß mit der Pulvermilch sowie dem Honig; dann geben Sie die Kräuter dazu und schlagen die Masse 2 Minuten mit einem Schneebesen oder geben Sie die Mischung in einen Mixer, bis sie schaumig ist. Tragen Sie die Mischung auf Gesicht und Hals auf. Etwa 15 Minuten einwirken lassen und danach mit warmem Wasser abwaschen.

Tipps gegen unreine Haut (Pickeln)

Eine wichtige Grundlage für einen schönen, klaren Teint ist die richtige Gesichtspflege. Sie kann bei unreiner Haut auf einfache Weise sehr viel bewirken. Die Zeit mit Pickeln sollte mit Anfang 30 eigentlich schon einige Jahre vorbei sein. Und trotzdem entdecken viele Menschen beim morgendlichen Blick in den Spiegel immer neue Unreinheiten. Sie wegzuzaubern ist natürlich nicht möglich, aber mit der richtigen Pflege erreicht man oft viel.

Vor allem bei dem fettigen Hauttyp tauchen häufig Mitesser und entzündete Hautblüten auf. Die Begründung dafür ergibt sich aus den Hauteigenschaften. Bei näherer Betrachtung ist zu erkennen, dass die Hornschicht der Haut verdickt ist und die Poren verhältnismäßig groß sind. Nach der Reinigung glänzt das Gesicht wieder sehr schnell, da in der Haut sehr viel Fett produziert wird. Durch die verdickte Hornschicht verkleben die Hornzellen leicht und bilden einen Pfropf in der Pore. Der Talg kann nicht mehr abfließen und staut sich, was als Mitesser auf der Oberfläche zu erkennen ist.

Gelangen Bakterien in die Mitesser, so können sie sich entzünden, was das Entstehen eitriger Pickeln, sogenannter Pusteln, zur Folge hat. Deshalb sollte man sich nie mit bloßen Fingern an das Ausdrücken der Pickeln wagen. Außer Mitessern und Pusteln sind auf der Haut auch Papeln zu finden. Dies sind Verdickungen der Haut, die beim Berühren oft sehr schmerzhaft sein können. Hier heißt es Finger weg!

An ihnen sollte nicht herumgedrückt werden. Die richtige Pflege bewirkt natürlich auch keine Wunder, jedoch kann sie den Hautzustand sehr häufig verbessern. Am wichtigsten ist eine schonende, aber intensive Reinigung. Danach ist das Auftragen eines Gesichtswassers von Vorteil. Als Tages- und Nachtpflege sollte man leichte, nicht zu fette Cremes nehmen, die sowohl zusammenziehende als auch entzündungshemmende Wirkstoffe enthalten, zum Beispiel aus Salbei, Hamamelis (Zaubernuss), Weidenrinde, Schafgarbe, Ringelblume, Kamille oder Melisse.

In regelmäßigen Abständen kann ein Peeling durchgeführt werden, um die abgestorbenen Hautschüppchen abzutragen. Es ist aber nur zu empfehlen, wenn keine entzündlichen Unreinheiten vorhanden sind. In zweiwöchigen Abständen angewendet, sorgt ein Peeling für einen verfeinerten Teint. Außerdem sind Masken mit Heilerde sehr wohltuend für die unreine Haut. Heilerde hat die Eigenschaft, überschüssigen Talg aufzunehmen und kann sich auf Mitesser und Pusteln reduzierend auswirken. Heilerde bekommt man in guten Drogerien oder in der Apotheke. Man rührt die Heilerde mit abgekochtem, warmem Wasser an und trägt sie mit einem Pinsel auf das Gesicht auf. Nach 15–20 Minuten mit lauwarmem Wasser abwaschen.

Eine andere Möglichkeit, um den Hautblüten entgegenzuwirken, sind Kräuterkompressen. Dazu werden Kräuter wie Schafgarbe, Kamille oder Salbei in einen Teefilter gefüllt und mit kochendem Wasser aufgegossen. Nach kurzer Ziehzeit können die Kräuter herausgenommen werden. Ein kleines Handtuch wird mit dem Aufguss getränkt und auf das Gesicht gelegt, wo es einige Minuten (8–10) verweilt.

Um den Hautzustand zu verbessern, braucht man auf jeden Fall ein wenig Geduld. Von heute auf morgen werden die ungeliebten Pickel nicht verschwinden. Manchmal dauert es auch ein wenig, bis die besten Maßnahmen für die eigene Haut herausgefunden sind. Auf die Bedürfnisse der Haut einzugehen und sie entsprechend zu pflegen, ist jedoch auf jeden Fall ein wichtiger Schritt in Richtung reiner Haut und zartem Teint.

Für normale, kleine Pickelchen habe ich ein einfaches Rezept, deren Zutaten jede Hausfrau in der Küche griffbereit hat:

Zutaten und Anwendung

30 ml Zitronensaft
30 g Bienenhonig
200 ml abgekochtes, kaltes Wasser

Diese Zutaten zusammengeben und schütteln. Fertig ist eine schnelle Anti-Pickel-Lotion.

Großmutters Tipps gegen Akne, Pickel und Mitesser

Zutaten und Anwendung

15 Tropfen Bergamottöl

10 Tropfen Wachholderöl

6 Tropfen Zypressenöl

50 ml Jojobaöl

Mischen Sie alle Zutaten zusammen. Dieser Öl-Cocktail wird mit einem Wattebausch 3-mal am Tag auf die Haut aufgetragen.

Oder:

Zutaten und Anwendung

2 Essl. Hafermehl

1 Essl. Apfelessig

Hafermehl und Apfelessig zu einem Brei verrühren und über das Gesicht verteilen (Achtung, nicht in die Augen bringen!). Nach 10 Minuten Einwirkzeit gründlich mit warmem Wasser abwaschen.

Oder:

Wenn Sie Sauerampfer als Tee zubereiten, eignet er sich hervorragend für den Einsatz gegen Hautunreinheiten wie Akne.

Zutaten und Anwendung

4 Essl. frische, klein gehackte Sauerampferblätter mit ei-

nem Liter Wasser einmal aufkochen und 5 Minuten ziehen lassen, durchseihen, die Flüssigkeit abkühlen lassen. Einen Wattebausch tränken und die Haut damit reinigen.

Oder:

Zutaten und Anwendung

½ Tasse Heilerde (normale Kaffeetasse)

1–1¼ Tasse Kamillentee

Heilerde aus der Apotheke mit Kamillentee zu einem Brei anrühren, auftragen und 15 Minuten einwirken lassen. Dann mit warmem Wasser abwaschen. Dazu zweimal die Woche Wattestäbchen in Teebaumöl eintauchen und damit die Akne betupfen.

Oder:

Zutaten und Anwendung

1 Essl. Bienenhonig

1 Essl. Weizenkeimöl

Bienenhonig und Weizenkeimöl vermischen. Diese Mischung auftragen und 10 Minuten einwirken lassen. Danach mit warmem Wasser gut abwaschen.

Oder:

Zutaten und Anwendung

2–3 Essl. Apfelessig

1 Liter Wasser

Vor dem Schlafengehen ein Gesichtsdampfbad. Besonders gut eignet sich ein Dampfbad mit Apfelessig. Der Essigdampf ist antibakteriell, öffnet die Poren und fördert die Durchblutung.

Oder:

Zutaten und Anwendung

1 Kaffeetasse frische Kamille oder 3 Teebeutel

Zur Klärung von Hautunreinheiten eignet sich auch dieses Dampfbad mit frischen Kamillenblüten oder notfalls Teebeuteln.

Faltenlindernde Substanzen in den Cremes

Arganöl-Creme für Frau (und Mann)

Die pflegende Wunderkraft der Arganien und ihres Öles zur täglichen Hautpflege, gegen Sonnenbrand und zur Pflege der Haare ist seit Urzeiten bekannt. Viele marokkanische Frauen nehmen jeden Morgen (ich übrigens auch) zum Frühstück einen Esslöffel Arganöl mit Honig; dies soll der Grund sein, warum sie bis ins hohe Alter ihr jugendliches Aussehen behalten. In letzter Zeit haben französische Kosmetikkonzerne festgestellt, dass das Öl die freien Radikale bindet, die zur Zellalterung beitragen. Als Hautöl verwendet, glättet das Öl Falten, beseitigt Krähenfüße und scheint sogar den Alterungsprozess zu stoppen. (Rezeptur s. Seite 80, 81).

Weihrauch

Man sagt dem Weihrauch nach, er reduziert und mildert Falten. Deshalb gebe ich in meine selbst gemachten Tages- und Nachtcremes immer 1–3 Tropfen Weihrauchöl hinein. Ich bin von seiner effektiven Wirkung überzeugt. Keine Creme kann vorhandene Falten wegzaubern, aber lindern und dafür sorgen, dass sie nicht tiefer werden oder mehr dazukommen. Beugen Sie mit einer gesunden Pflege vor und vergessen Sie nicht am Tag reichlich Flüssigkeit zu sich zu nehmen (mindestens 2 Liter), denn dies ist auch wichtig für Ihre Haut.

Grünkohlsaft gegen Falten

In Sachen Vitamine liegt der Grünkohl beim Vitamin-C-Gehalt mit 100 mg pro 100 g an der Spitze vieler Gemüsesorten. Zudem enthält er noch andere Vitamine und Mineralstoffe. Durch Zufall wurde entdeckt, dass er mit einem guten kalt gepressten Öl gemischt auch Falten reduzieren kann. Ich empfehle daher wie folgt vorzugehen:

Zutaten und Anwendung

100 ml kalt gepresstes Oliven- oder Arganöl
50 ml gepressten Grünkohlsaft

Stellen Sie sich das Öl bereit, am besten in einem gut zu verschließendem Glas. Geben Sie nun die frischen Blätter des Grünkohls in einen Entsafter und fangen Sie den Saft auf. Mischen Sie den Saft mit dem Öl, immer wieder gut durchschütteln und tragen Sie diese Ölmischung abends mit einem Wattebausch auf Gesicht, Hals und Dekolleté auf. Über Nacht ist es schon besser, denn dann kann es, ohne zu stören, gut einziehen.

Weitere faltenlindernde Substanzen in:

- Königskerzen-Tagescreme – Seite 71
- Nachtkerzenöl – mindert vorzeitige Faltenbildung
- Jojobaöl – strafft die Haut und wirkt der Faltenbildung entgegen.

Gesichtscremes

Melissen–Tagescreme für Frau (und Mann)

Diese Creme ist eine sehr leichte, daher eine ideale Sommercreme, weil sie einem Gel ähnelt. Melisse erfrischt und beruhigt die Haut und der darin enthaltende Cetylalkohol ist besonders leicht und fettet nicht. Die Melissen-Tinktur macht die Creme etwas bräunlich, fördert aber die kühlende Wirkung. Wer sie lieber weiß haben möchte, nehme statt der Tinktur die gleiche Menge Rosenwasser oder stilles Mineralwasser.

Zutaten und Anwendung

10 ml Melissenöl-Auszug
3 g Tegomuls (gibt es z. B. bei Amazon)
2 g Cetylalkohol (aus der Apotheke)
50 ml Rosenwasser oder Stilles Mineralwasser
10 ml Melissen-Tinktur

Melissenöl-Auszug, Tegomuls und Cetylalkohol (Fettphase) in einem Glas im Wasserbad erwärmen. In einem anderen Glas wird das Rosenwasser und die Melissen-Tinktur im Wasserbad leicht erwärmt (Wasserphase). Wenn die Fettphase geschmolzen ist, gießt man die Wasserphase langsam unter ständigem Rühren in die Fettphase, bis die Creme eine puddingartige Konsistenz angenommen hat. Wem dies zu anstrengend ist, kann dieses Rühren auch mit einem

Handmixer tun. Die Creme auf Handwärme abkühlen lassen und die 20 Tropfen ätherisches Melissenöl zugeben und nochmals gut verrühren. Die Creme in Dosen füllen und beschriften. Bei kühler Lagerung ist sie ca. 1 Jahr haltbar. Bei längerer Anwendung im Sommer sieht man bei gebräunter Haut die Falten nicht mehr so stark wie zuvor.

Diese Melissen-Tagescreme eignet sich auch für das männliche Geschlecht nach der Rasur der Gesichtshaare.

Melissen-Nachtcreme

Da im Sommer die Haut durch die Sonne schnell austrocknet ist diese Creme eine gute Ergänzung zu der Melissen-Tagescreme. Sie wirkt besonders gut bei trockener und gereizter Haut, womit im Sommer fast jede Haut betroffen ist.

Zutaten und Anwendung

12 ml Melissenöl-Auszug
4 g Tegomuls
2 g Wollwachs (aus der Apotheke)
2 g Sheabutter
45 ml Rosenwasser oder stilles Wasser
5 g Harnstoff (aus der Apotheke)
20 Tropfen ätherisches Melissenöl

Melissenöl-Auszug, Wollwachs, Sheabutter und Tegomuls im Wasserbad auflösen. Zur gleichen Zeit in einem anderen Glas den Harnstoff mit dem Wasser auflösen. Wenn sich die Fettphase vollständig aufgelöst hat, wird unter ständigem Rühren die Wasserphase tropfenweise zugeführt. Die Creme unter langsamem Rühren bis auf Handwärme abkühlen lassen und dann das ätherische Melissenöl daruntermengen, abkühlen lassen und in beschriftete Cremedosen füllen. Die Creme hält sich bei kühler Lagerung ca. 1 Jahr.

Kamillen-Tagescreme

Dies ist eine sehr leichte Creme, die sich für die normale bis fette Haut eignet. Die verwendete Kamillen-Tinktur wirkt ein klein wenig austrocknend, was bei fetter Haut durchaus erwünscht ist. Zudem wirkt Kamille antibakteriell und entzündungshemmend. Das kann die Behandlung von Pickeln unterstützen. Bei normaler Haut kann man die Tinktur auch weglassen. Der Cetylalkohol sorgt dafür, dass die Creme sehr schnell einzieht und keinen glänzenden Film hinterlässt. Das ätherische Bergamottöl wirkt klärend und beruhigend auf die Haut. Außerdem duftet es frisch und belebend. Man kann jedoch auch ein anderes ätherisches Öl verwenden.

Zutaten und Anwendung

10 ml Kamillenöl-Auszug

4 g Tegomuls

2 g Bienenwachs oder Cetylalkohol
1 g Sheabutter
5 g Kakaobutter
50 ml Rosenwasser
20 Tropfen Kamillen-Tinktur
20–40 Tropfen ätherisches Bergamottöl
oder ein anderes Öl nach ihrer Wahl

Mischen Sie Tegomuls, Bienenwachs und Kamillenöl-Auszug in einem hitzebeständigen Glas und erhitzen es im Wasserbad. Ebenso verfahren Sie mit der Tinktur und dem Rosenwasser. Lassen Sie beide Gläser im Wasserbad stehen, bis die festen Bestandteile geschmolzen sind. Nehmen Sie das Wasserbad vom Herd und fügen Sie die Shea- und Kakaobutter in die Fettphase dazu. Warten Sie bis diese hitzeempfindlichen Zutaten geschmolzen sind. Nun wird die Wasserphase langsam unter ständigem Rühren in die Fettphase gegeben. Rühren Sie immer weiter, bis die Creme auf Handwärme abgekühlt ist. Jetzt können die ätherischen Öle untergerührt werden. Wenn die Creme vollständig abgekühlt ist kann sie in beschriftete Cremedosen gegeben werden. Diese Creme hält sich bei kühler Lagerung ca. 1 Jahr.

Königskerzen-Tagescreme

Diese Creme ist gut geeignet für die trockene und normale Haut. Die Heilpflanze Königskerze wirkt lindernd auf Entzündungen und ist dadurch auch eine gute Anti-Faltencreme. Die Sheabutter hat eine ausgeprägte pflegende Wirkung, die Kakaobutter nährt die Haut und das Bienenwachs bietet der Haut ein wenig Schutz gegen die Umwelteinflüsse. Trotz all der schützenden Eigenschaften ist diese Creme eine relativ leichte Creme, die schnell einzieht.

Zutaten und Anwendung

15 ml Königskerzenöl-Auszug
5 g Tegomuls
2 g Bienenwachs
2 g Sheabutter
1 g Kakaobutter
50 ml Rosenwasser
20–40 Tropfen ätherische Öle nach Ihrer Wahl

Öl-Auszug, Tegomuls und Bienenwachs in einem Glas im Wasserbad erhitzen. Gleichzeitig auch das Rosenwasser im Wasserbad erwärmen. Wenn die festen Bestandteile geschmolzen sind, wird das Wasserbad vom Herd genommen und die Shea- und Kakaobutter in die Fettphase gegeben. Dann muss gewartet werden, bis diese auch geschmolzen sind. Nun wird das Rosenwasser langsam unter ständigem Rühren in die Fettphase gegeben, bis die Creme auf Handwärme abgekühlt ist. Jetzt wird es Zeit für die ätherischen Öle, um sie gut unterzurühren, sodass sich alles gut verbindet. In beschriftete Cremedosen füllen. Diese Creme ist ca. 1 Jahr haltbar.

Königskerzen-Nachtcreme

Diese Nachtcreme ist die perfekte Ergänzung zu der Königskerzen-Tagescreme.

Zutaten und Anwendung

15 ml Königskerzenöl-Auszug
5 g Tegomuls
2 g Bienenwachs
2 g Sheabutter
1 g Wollfett
45 ml Rosenwasser
1 g Harnstoff (aus der Apotheke)
20–40 Tropfen ätherische Öle nach Wahl

Öl-Auszug, Tegomuls, Bienenwachs, Harnstoff und Wollfett in ein Glas geben und im Wasserbad auflösen. Gleichzeitig in einem anderen Glas das Rosenwasser erwärmen. Wenn sich alle festen Bestandteile aufgelöst haben, nimmt man das Wasserbad vom Herd und fügt nun die Sheabutter in das Fettgemisch hinzu. Warten Sie, bis sich die Sheabutter vollständig aufgelöst hat. Gießen Sie nun das Rosenwasser unter ständigem Rühren langsam in das Fettgemisch ein, bis sich eine luftige Creme entwickelt hat. Lassen Sie die Creme etwas abkühlen und fügen Sie dann die ätherischen Öle hinzu. Jetzt kann die Creme in Dosen abgefüllt werden. Bei kühler Lagerung ist sie ca. 1 Jahr haltbar.

Aloe vera-Nachtcreme

Diese Nachtcreme mit Wollwachsalkoholen ist eine sehr nahrhafte Creme mit einem hohen Fettanteil. Daher ist sie vorwiegend für die Pflege trockener Haut geeignet. Bei besonders rauer Witterung, beispielsweise im Winter, eignet sie sich auch gut für normale Haut. Der spezielle Nähreffekt dieser Creme wird durch die Wollwachsalkohole als Emulgator bewirkt, denn dadurch ist die Creme eine Wasser- in Öl-Emulsion, die sehr viel Fett beinhaltet und nur relativ wenig Wasser. Wollwachsalkohole haben zudem eine eigene Pflegewirkung auf die Haut, die der Wirkung von Lanolin (Wollwachs) ähnelt, aber weniger zäh ist. Die Creme wird also geschmeidiger und weicher als eine vergleichbare Creme mit Lanolin als Emulgator.

Zutaten und Anwendung

30 ml gutes Olivenöl (kalt gepresst)
5 g Wollwachsalkohole
1 g Bienenwachs
4 g Sheabutter
25 ml Rosenwasser
5 ml Aloe vera-Gel (aus der Apotheke)
10 Tropfen ätherisches Melissenöl
10 Tropfen ätherisches Bergamottöl

Geben Sie Öl, Wollwachsalkohole, Bienenwachs und das Aloe-Gel in ein hitzebeständiges Glas und stellen Sie es ins Wasserbad zum Schmelzen. Auch das Rosenwasser wird leicht im Wasserbad erwärmt. Wenn alle festen Bestandteile geschmolzen sind, nimmt man das Wasserbad vom Herd und gießt langsam das Rosenwasser unter ständigem Rühren in das Fettgemisch, bis sich eine Creme gebildet hat. Wenn die Creme etwas abgekühlt ist, wird es Zeit die ätherischen Öle unterzumischen. Alles nochmals gut verrühren und in Cremedosen füllen. Bei kühler Lagerung hält sich die Creme ca. 1 Jahr.

Lavendel-Nachtcreme

Diese Creme ist eine schützende und nährende Nachtcreme für trockene, gereizte und normale Haut. Der Lavendelöl-Auszug und das ätherische Lavendelöl wirkt hautberuhigend und reizlindernd. Das Lanolin gibt der Haut einen leichten Schutzfilm, der sie vor Austrocknung schützt. Es wirkt außerdem heilend auf Reizungen und eventuelle Läsionen der Haut. Die Sheabutter nährt und pflegt die Haut. Das Allantoin ist der Hauptwirkstoff aus dem Beinwell. Er heilt wunde und gereizte Haut. Dieser Wirkstoff ist vor allem sinnvoll, wenn man unter Ekzemen im Gesicht leidet, z. B. bei Neurodermitis. Bei gesunder Haut ist das Allantoin nicht erforderlich und man kann es weglassen.

Zutaten und Anwendung

12 ml Lavendelöl-Auszug

4 g Tegomuls

4 g Sheabutter

3 g Wollwachs
40 ml Rosenwasser
1 Messerspitze Allantoin
30 g ätherisches Lavendelöl

Gießen Sie das Rosenwasser in ein hitzebeständiges Glas und lösen Sie das Allantoin darin auf. Geben Sie das Öl, Tegomuls und das Wollwachs in ein weiteres Glas. Stellen Sie beide Gläser in ein Wasserbad, bis die festen Bestandteile geschmolzen sind. Nehmen Sie das Wasserbad vom Herd und fügen Sie die Sheabutter in das Fettgemisch. Warten Sie jetzt bis sich die Sheabutter vollständig aufgelöst hat. Danach kommt das warme Rosenwasser unter ständigem Rühren in das Fettgemisch und wird so lange gerührt bis sich eine Creme gebildet hat und abgekühlt ist. Jetzt ist es an der Zeit, das ätherische Öl gut unterzumischen. Die Creme in Cremedosen füllen und kühl lagern. Sie hält sich ca. 1 Jahr.

Olivenöl-Tagescreme

Diese Creme ist durch den hohen Anteil Olivenöl sehr hautfreundlich und beruhigt gereizte Haut. Man verwendet am besten ein gutes kalt gepresstes Öl. Die Konsistenzgeber Bienenwachs, Kakaobutter, Wollwachs und Sheabutter tragen viel zur ausgeprägten, pflegenden und schützenden Wirkung und zu der Faltenvorbeugung bei. Die ätherischen Öle Zypresse und Zitrone habe ich ausgewählt, weil sie gut zu dem minimal durchriechbaren Olivenöl-Aroma passen und der Creme ein frisches mediterranes Flair verleihen.

Zutaten und Anwendung

15 ml Olivenöl
4 g Tegomuls
1 g Bienenwachs
1 g Kakaobutter
1 g Sheabutter
2 g Wollwachs
45 ml Rosenwasser
15 Tropfen ätherisches Zypressenöl
15 Tropfen ätherisches Zitronenöl

Vermischen Sie Olivenöl, Tegomuls, Bienenwachs, Kakaobutter sowie Wollwachs und geben Sie es in ein hitzebeständiges Glas. Gießen Sie das Wasser in ein anderes Glas und stellen Sie beide zusammen in ein heißes Wasserbad. Wenn die festen Bestandteile geschmolzen sind, nehmen Sie das Wasserbad vom Herd und geben nun die Sheabutter in das Fettgemisch. Sobald sich diese auch aufgelöst hat, gibt man langsam unter ständigem Rühren das Rosenwasser dazu, bis sich eine Creme gebildet hat. Die Creme ein wenig abkühlen lassen und dann die ätherischen Öle gut untermischen. Jetzt kann die Creme in geeignete Behälter abgefüllt werden. Bei kühler Lagerung hält sie sich ca. 1 Jahr.

Milch und Honig-Creme

Die Pflegewirkung von Milch und Honig ist legendär. Diese Creme ist zudem sensationell einfach, denn man braucht nur Vollmilch und ein gutes Pflanzenöl, um die Creme herzustellen. Das sind Zutaten, die in jeder Küche vorhanden sind und falls nicht, bekommt man sie problemlos in jedem Verbrauchermarkt. In dieser Creme dient die Milch als Emulgator. Mit einem Anteil von doppelt so viel Öl wie Milch ist die Creme sehr fetthaltig. Für diesen hohen Fettanteil zieht sie aber sehr gut ein und hinterlässt relativ wenig Fettglanz auf der Haut. Der Honig ist eine pflegende Dreingabe. Er macht die Creme ein wenig klebrig, aber dafür kommt man in den Genuss der hautfreundlichen Wirkung des Honigs. Honig wirkt antibakteriell und fördert dadurch die Haltbarkeit der Creme. Die ätherischen Öle dienen zum Wohlgeruch der Creme und wirken außerdem pflegend. Zusätzlich fördern sie die Haltbarkeit der Creme. Generell ist die Haltbarkeit der heikle Aspekt. Je nach Frische der Milch, reicht sie jedoch aus, um sie zügig zu verbrauchen. Am besten füllt man sie in mehrere Salbentiegel und hebt alle bis auf den aktuellen im Kühlschrank auf.

Zutaten und Anwendung

50 ml Vollmilch

100 ml gutes Pflanzenöl z. B. Rapsöl
oder ein anderes kalt gepresstes Öl

½ Teelöffel Honig

10–20 Tropfen ätherisches Benzoeöl
10–20 Tropfen ätherisches Weihrauchöl

Füllen Sie die Milch in ein hohes Rührgefäß. Rühren Sie die Milch mit dem Rührstab etwa 1–2 Minuten. Dann wird das Öl ganz langsam unter ständigem Rühren zur Milch hinzugefügt. Zuerst gießt man das Öl nur tropfenweise in die Milch und rührt sehr intensiv. Dann kann man das Öl etwas schneller zufügen, aber man muss das Öl immer unter ständigem Rühren beigeben. Wenn das Öl vollständig zugeführt wurde, ist die Mischung bereits dick geworden, trotzdem sollte man sie noch etwas weiterrühren, bis die Creme schneeweiß, weich und geschmeidig wird. Jetzt gibt man unter kräftigem Rühren den Honig dazu und rührt so lange, bis sich alles gut verbunden hat. Dann können die ätherischen Öle zugefügt und nochmals alles gut miteinander verrührt werden. Die ätherischen Öle dienen dem Wohlgeruch, der Hautpflege und der Haltbarkeit der Creme. Man kann die Creme jetzt in Salbentiegel abfüllen. Die Creme wirkt im Salbentiegel wie eine professionelle Creme, obwohl sie aus simplen Küchenzutaten besteht. Die Creme ist am besten im Kühlschrank aufzubewahren.

Zartduftende Rosen-Tagescreme

Diese Creme duftet nicht nur gut, sondern sorgt auch für einen verfeinerten Teint. Mit den positiven Eigenschaften der harmonisierenden und vitalisierenden Rose pflegt diese Creme besonders die trockene, feuchtigkeitsarme und empfindliche Haut und beugt so auch der Faltenbildung vor. Die natürlichen Rhythmen der Haut werden gestärkt und geschützt. Sie ist einfach und schnell herzustellen.

Zutaten und Anwendung

10 g fettes Wildrosenöl (gibt es in der Apotheke)
50 g Wollwachsalkohole
40 g Rosenwasser
2–3 Tropfen ätherisches Rosenöl oder Geraniumöl

Das fette Wildrosenöl mit der Wollwachsalkoholsalbe verrühren, bis eine homogene Masse entstanden ist. Das Rosenwasser tropfenweise unter ständigem Rühren hinzufügen, bis die gesamte Flüssigkeit emulgiert ist und erst dann das ätherische Öl untermischen. Wenn ich Rote Beete zur Hand habe, gebe ich noch ca. 4 Tropfen Rote Beete-Saft dazu, denn damit füge ich der Creme noch Vitamin B, Kalium, Eisen und Folsäure hinzu. Außerdem bekommt die Creme noch eine schöne rötliche Farbe. Die Creme in Tiegel füllen – fertig. Die Creme hält sich bei kühler Lagerung ca. 1 Jahr.

Arganöl-Creme für die Frau

Wie bereits auf Seite 66 unter »Faltenlindernden Substanzen in den Cremes« beschrieben, ist sie zur täglichen Hautpflege, gegen Sonnenbrand und als wahrer Jungbrunnen eine hervorragende Creme. Zusätzlich bindet das Arganöl in der Creme die freien Radikalen, die zur Zellalterung beitragen. Arganöl als reines Hautöl verwendet glättet Falten, beseitigt Krähenfüße und scheint sogar den Alterungsprozess zu stoppen.

Zutaten und Anwendung
15 g Bienenwachs
75 g Wollfett
150 g Arganöl
120 g Rosenwasser

Wachs und Wollfett im Wasserbad schmelzen lassen. Das lauwarme Öl dazugeben. Wenn sich alles gut vermischt hat, wird nun tropfenweise, unter ständigem Rühren, das Rosenwasser untergemischt, bis sich eine weißliche Creme gebildet hat. Danach kann die Creme in saubere Cremedosen gefüllt werden. Die Creme ist 1 Jahr haltbar.

Arganöl-Creme für den Mann

Für den Mann lässt sich diese Creme auch wunderbar zubereiten, nur empfehle ich statt Rosenwasser ein stilles Mineralwasser zu verwenden. Für eine persönliche Duftnote würde ich zum Schluss noch 3–4 Tropfen ätherisches Zitronenöl oder Weihrauchöl zufügen. Damit können Sie jedoch frei nach Vorliebe und Geschmack verfahren.

Mandelöl-Creme für trockene Haut

Diese Creme eignet sich auch wunderbar in der kalten Jahreszeit, wenn man spazieren geht. Sie schützt die Haut vor Kälte und rauem Wind.

Zutaten und Anwendung

5 g Bienenwachs
15 g Wollwachs
40 g Mandelöl
40 g Rosenwasser
½ Teelöffel flüssiger Honig
2 Tropfen ätherisches Geraniumöl

Bienen- und Wollwachs im Wasserbad schmelzen, das erwärmte Mandelöl nach und nach darunterrühren. Das lauwarme Rosenwasser langsam einrühren, bis die gesamte Flüssigkeit gebunden ist. Zum Schluss den Honig und das ätherische Öl untermischen. In Cremedosen füllen. Die Creme ist ca. 1 Jahr haltbar.

Hautpflege aus ätherischen Ölen

In ätherischen Ölen ist die Lebenskraft der Pflanzen in konzentrierter Form enthalten. Alleine das Wort »ätherisch«, das abgeleitet wird vom griechischen »aither« = Himmelsduft, soll darauf hinweisen, dass es sich um etwas nicht Faßbares oder Flüchtiges handelt. Gleichzeitig sind ätherische Öle aber etwas sehr Wesentliches, da sie für den Duft einer Pflanze sehr entscheidend sind. Man nennt die ätherischen Öle deswegen auch die »Seele der Pflanze«. Sie spiegeln die Persönlichkeit und den Geist einer Pflanze wieder.

> Um ein exzellentes Ergebnis zu erhalten, verwenden Sie bitte nur reine ätherische Öle!

Gesichtspflege

Hagebuttensesamöl eignet sich besonders gut zur Pflege von trockener, beanspruchter Haut. Am besten über Nacht einwirken lassen. Natürlich werden nur reine ätherische Öle dafür verwendet.

Zutaten und Anwendung

2 Tropfen Ylang-Ylang

2 Tropfen Rosenholzöl

2 Tropfen Lavendelöl

2 Tropfen Sandelholzöl

15 ml Hagebuttensesamöl

15 ml Kamelienöl

10 ml Jojobaöl

Dies alles in eine braune Tropferflasche füllen. Vor jedem Gebrauch gut durchschütteln.

Öl für ein schönes Dekolleté

Zutaten und Anwendung

20 ml Jojobaöl

8 Tropfen Geraniumöl

2 Tropfen Lavendelöl

2 Tropfen Ylang-Ylang

Diese Öle gut miteinander vermischen und damit Busen und Dekolleté regelmäßig massieren.

Massageöl

Zutaten und Anwendung

10 ml Traubenkernöl

5 Tropfen Neroliöl

Oder:

10 ml Traubenkernöl

5 Tropfen Rosenöl

Die Öle gut vermischen und in eine Glasflasche füllen. Vor Gebrauch gut durchschütteln.

Pflege für die strapazierte Haut

Zutaten und Anwendung

5 Teel. Sheabutter
2 ml Avocadoöl
3 ml Traubenkernöl
2 Tropfen Rosenöl
1 Tropfen Patchouliöl
2 Tropfen Lavendelöl

Nehmen Sie ein kleines Töpfchen und erwärmen Sie die Sheabutter darin auf 35 Grad C. Rühren Sie dann die ätherischen Öle unter. Warten Sie, bis alles erkaltet ist. Dann können Sie es in eine kleine Cremedose füllen. Auf keinen Fall warm einfüllen, da alles, was mit Sheabutter gemischt ist, fest wird.

Pflege für die reife Haut

Zutaten und Anwendung

4 ml Avocadoöl
4 ml Traubenkernöl
4 Tropfen Rosenöl
2 Tropfen Geraniumöl
1 Tropfen Neroliöl
¼ Teel. gemahlener Bernstein

Auch hier gilt: Alles gut vermischen und in eine verschließbare Tropferflasche abfüllen und vor dem Gebrauch immer gut schütteln.

Pflege für die empfindliche Haut

Zutaten und Anwendung

5 Teel. Sheabutter

2 ml Avocadoöl

2 Tropfen Rosenöl

Nehmen Sie ein kleines Töpfchen und erwärmen Sie die Sheabutter auf 35 Grad C. Dann rühren Sie die ätherischen Öle unter. Wenn alles gut abgekühlt, ist kann es in Cremedosen gefüllt werden.

Pflege für die junge Haut

Zutaten und Anwendung

9 ml Traubenkernöl

10 Tropfen Bergamottöl

2 Tropfen Palmarosaöl

¼ Teel. gemahlener Bernstein

Dies alles gut vermischen und in eine Tropferflasche abfüllen. Vor dem Gebrauch immer kräftig durchschütteln.

Pflegeöl für die sonnenverwöhnte Haut

Zutaten und Anwendung

4 ml Avocadoöl

4 ml Traubenkernöl

20 Tropfen Lavendelöl

5 Tropfen Weihrauchöl

Alles gut miteinander vermischen und in eine verschließbare Tropferflasche füllen.

Rosen-Lotion (Bodylotion)

Die Rosen-Lotion ist als Bodylotion für den ganzen Körper bei trockener Haut geeignet. Vor allem die darin enthaltene Sheabutter und der Harnstoff machen trockene Haut geschmeidig und fördern die Feuchtigkeit in den oberen Hautschichten. Wer keine trockene Haut hat kann Sheabutter und Harnstoff weglassen. Den Rosenöl-Auszug kann man mit getrockneten Rosenknospen ansetzen, die man mindestens 6 Wochen lang im Öl ziehen lässt. Als Basisöl eignen sich Mandel- oder Jojobaöl, aber auch schlichtes Rapsöl ist geeignet. Olivenöl passt eher nicht, weil es sonst den zarten Rosenduft komplett übertönt.

Zutaten

50ml Rosenöl-Auszug
10 g Tegomuls
5 g Sheabutter
180 ml Rosenwasser
10 g Harnstoff
50–70 Tropfen ätherisches Rosenöl oder Geraniumöl

Öl, Tegomuls und Sheabutter in einem Glas im Wasserbad erwärmen. Rosenwasser und den Harnstoff in einem anderen Glas im Wasserbad erwärmen. Wenn die festen Bestandteile geschmolzen sind, gießt man die Wasserphase (Rosenwasser und Harnstoff) langsam unter ständigem Rühren in die Fettphase, bis die Masse eine puddingartige Konsistenz hat. Wenn die Lotion auf Handwärme abgekühlt ist, kann sie in eine geeignete Flasche oder Spender abgefüllt werden. Im Kühlschrank hält sie sich ca. ein Jahr.

Gesichts und Antifalten-Pflege

Aus charmanten Lachfältchen werden interessante Falten und daraus dann leider Furchen – so ist nun mal der Lauf des Lebens. Ein biologischer Lauf, an dessen Verhinderung oder zumindest Verlangsamung die Kosmetikindustrie Milliarden verdient. Kollagen, Botox, Schönheitsoperationen: Die einschlägigen Illustrierten sind voll von Wundermitteln, die helfen – oder auch nicht. Das ist beim Problem Faltenbildung schon fast eine Glaubenssache. Aber zum Glück gibt es ja auch noch die guten, alten und gesunden Hausmittel. Bei denen ist es keine Glaubens-, sondern eine Erfahrungssache. Jahrhundertealte Erfahrungen, die wir uns zunutze machen können. Meine Großmutter hatte bis ins hohe Alter kaum Falten im Gesicht.

Großmutters Tipps gegen Falten

Zutaten und Anwendung

1 Teel. Honig
1 Teel. Zitronensaft
1 Eiweiß

Mischen Sie den Honig mit dem Zitronensaft, geben Sie das Eiweiß dazu und tragen Sie diese Mischung auf ihre Haut auf. Lassen Sie diese ca. eine Viertelstunde einwirken und spülen Sie mit warmem Wasser ab.

Oder:

Zutaten und Anwendung

½ Avocado

2–4 Essl. kalt gepresstes Olivenöl

Pürieren Sie eine halbe Avocado und rühren Sie so viel des Olivenöls dazu, bis es ein sämiger Brei ist. Tragen Sie die Masse auf das Gesicht auf und lassen Sie sie ca. 15 Minuten einwirken. Sie werden über den Erfolg dieser einfachen Maßnahme erstaunt sein. Grundsätzlich tut Olivenöl Ihrer Haut gut.

Oder:

Zutaten und Anwendung

1 Eigelb

2 Teel. Zitronensaft

1 Essl. Mandelöl

4 Essl. Sahne

Mischen Sie Eigelb, Zitronensaft, Mandelöl und die Sahne, bis ein dickflüssiger Brei entsteht. Den tragen Sie auf und lassen ihn ca. 15 Minuten einwirken. Dann mit warmem Wasser abspülen.

Oder:

Zutaten und Anwendung

1 Handvoll (½ Tasse) Fenchelsamen

¼ Liter Wasser

2 Essl. Joghurt

1 Essl. Honig

Eine Handvoll Fenchelsamen zerkleinern, mit kochendem Wasser übergießen, 10 Minuten ziehen lassen und abseihen. Joghurt und Honig unterrühren, auf das Gesicht auftragen und ca. 20 Minuten einwirken lassen und anschließend mit warmem Wasser abspülen.

Oder:

Zutaten und Anwendung

Aleo vera-Pflanzensaft

Besorgen Sie sich aus der Apotheke den Saft der Aloe vera-Pflanze (falls Sie keine zuhause haben) und pflegen Sie 2-mal täglich ihr Gesicht damit. Tragen Sie den Saft mit einem Wattebausch auf, danach mit lauwarmem bis warmem Wasser abspülen.

Im Aloe vera-Saft kann man Aminosäuren, Vitamine und Enzyme nachweisen, die jede einzelne gestresste Hautzelle vor zu schnellem Altern und Austrocknen retten.

Oder:

Zutaten und Anwendung

1 Essl. Avocadoöl

1 Essl. Mandelöl

Um Augenfalten zu lindern, mischen Sie Avocado- und Mandelöl zusammen und massieren es mit klopfenden Bewegungen um die Augenpartie ein.

Der Handel bietet jedoch auch hochwertige Kavia-Cremes an, die nachweislich Falten um die Augen lindern.

Augenringe

Man sieht aus, als hätte man die ganze Nacht durchgewacht und muss entsprechend dumme Bemerkungen über sich ergehen lassen, wenn man unter Augenringen leidet. Augenringe sind nicht nur unschön, man muss sie auch medizinisch ernst nehmen. Sehr oft sind sie Vorboten oder auch Anzeichen für eine ernsthafte Erkrankung. Deshalb sollten Sie bei plötzlich auftretenden Augenringen, besonders dann wenn sie nicht verschwinden wollen, einen Arzt aufsuchen. Aber Sie können auch mit natürlichen Mitteln gegen ihre Augenringe vorgehen.

Zutaten und Anwendung

2 Teebeutel schwarzer Tee

1 Tasse Wasser

Lassen Sie die Teebeutel im heißem Wasser durchziehen und legen Sie sie dann ins Eisfach, bis sie schön kalt sind. Danach legen Sie die Teebeutel für ca. 10 Minuten auf die geschlossenen Augen.

Oder:

Zutaten und Anwendung

2 Teelöffel

1 Kühlschrank

Legen Sie die Teelöffel über Nacht ins Eisfach. Nach dem Aufstehen pressen Sie die kalten Löffel etwa 8–10 Minuten gegen die Augenlider.

Oder:

Zutaten und Anwendung

1 Essl. Eiweiß (ist weniger als ein ganzes Eiweiß)

3 Essl. Magerquark

Mixen Sie aus Eiweiß und Magerquark einen Brei, den Sie auf die Augenringe und die Lider streichen und einwirken lassen, bis der Brei angetrocknet ist. Danach vorsichtig mit lauwarmem oder warmem Wasser abwaschen.

Oder:

Zutaten und Anwendung

Ungewürzter lauwarmer Kartoffelbrei (aus 2 Kartoffeln hergestellt)

Geben Sie den ungewürzten, lauwarmen Kartoffelbrei auf die Lider und die Augenpartie, antrocknen lassen und dann vorsichtig lauwarm bis warm abspülen.

Oder:

Zutaten und Anwendung

Ringe frisch geschnittener Gurke – Scheibchen mind. 2 mm dick

Bedecken Sie die Augenlider und die Haut rund um die Augen mit frisch geschnittener Gurke. Lassen Sie dies ca. 8–10 Minuten einwirken. Morgens und abends anwenden.

Oder:

Anwendung

Stimulieren Sie den Lymphfluss, in dem Sie am Morgen

mit den Fingern sanft klopfend von der Nasenwurzel über das Jochbein hin zu den Schläfen fahren. Dies wiederholen Sie ca. 20 Mal.

Müde Augen

Sie brennen, sie trocknen aus, sie fallen Ihnen zu, Sie können Entfernungen nicht mehr einschätzen – Sie haben müde Augen. Ein Problem, das bei Millionen Menschen immer wieder auftaucht. Wir strapazieren unsere Augen gnadenlos: Fernsehen, Auto fahren, verschmutzte Umwelt, Arbeit am Computer, das alles fordert das ganze System unseres Sehapparates. Und sehr oft überfordert es ihn und dann kommt es zu den oben beschriebenen Symptomen. Dagegen kann man mit Tropfen und anderen Medikamenten vorgehen; man kann aber auch zu natürlichen und gesunden Hausmitteln greifen oder die Augen trainieren.

- Baden Sie überanstrengte Augen mit einer lauwarmen Mischung aus Wasser und Fencheltee.

- Klimpern Sie so oft wie möglich mit den Wimpern, oder zwinkern Sie mit den Augenlidern.

- Setzen Sie sich locker hin und gähnen Sie mächtig. Das ist gut zur Stärkung der Augenmuskulatur, die Produktion der Tränenflüssigkeit wird angeregt.

- Beim Fernsehen und bei der Arbeit am Computer sollten Sie grundsätzlich jede Stunde 10 Minuten Pause machen und weit hinaus ins Grüne schauen.

- Tränken Sie einen Wattebausch mit warmer Milch und legen Sie ihn für 10 Minuten auf die Augenlider.

- Bei ständiger Arbeit am Computer sollten Sie immer wieder einen Punkt in der Ferne fixieren oder mit weit aufgerissenen Augen abwechselnd nach oben, unten links und rechts schauen.

Tränensäcke

Ich spreche von Tränensäcken, die sich unter den Augen bilden und manchmal immer stärker werden. Sie geben jedem Menschen ein Aussehen, als würde er jede Nacht durchwachen, dem Alkohol oder dem Nikotin frönen. Stimmt so nicht immer, es hat auch genetische Ursachen. Auch die Bezeichnung Tränensäcke ist eigentlich nicht richtig, denn diese Erschlaffungen des Bindegewebes unter den Augen haben mit Tränen nichts zu tun. Sollten sie aber ständig vorhanden sein und auch größer werden, dann ist der Gang zum Arzt angeraten, denn es kann z. B. eine Erkrankung der Leber dahinterstecken. Man kann solche lästigen und unschönen Tränensäcke wegoperieren lassen – man kann aber auch mit gesunden Hausmitteln dagegen angehen.

- Machen Sie eine Quarkmaske (Herstellungsanleitung unter Gesichtsmasken Seite 54, 57, 58). Tragen Sie diese unter den Augenpartien auf und lassen Sie sie ca. eine halbe Stunde einwirken, dann sorgfältig mit lauwarmem bis warmem Wasser abwaschen.

- Legen Sie einen benutzten Teebeutel (Grün- oder Schwarztee) in den Kühlschrank, richtig kalt werden lassen, dann auf die Tränensäcke und so lange einwirken lassen, bis die Kälte in Wärme übergeht.

- Massieren Sie mehrmals am Tag die Haut rund um die Augen mit Sesamöl.

- Cremen Sie die Tränensäcke mit einer Kamillencreme ein.

- Gleich am Morgen die Partie unter dem Auge mit einem kalten Teelöffel aus dem Kühlschrank kühlen.

Hilfe bei Cellulitis

Cellulitis, auch Orangenhaut genannt, ist ein großes Problem vieler Frauen. An den Problemzonen Po, Oberschenkel und Oberarme wird die Haut wellig und bekommt Dellen. Das kann mit zunehmendem Alter geschehen, es kann aber auch schon bei jungen Mädchen zu großen Problemen führen. Die Gründe sind sehr oft genetisch bedingt, Cellulitis kommt aber auch von falscher Ernährung und zu wenig Bewegung. Es ist im Grunde genommen keine Krankheit, aber für Frauen kann es sehr belastend sein und zu Depressionen führen, wenn sie an Cellulitis leiden. Deshalb ist es wichtig, etwas dagegen zu tun. Die Hausmittel, die schon von unseren Großmüttern angewandt wurden haben schon vielen Frauen geholfen.

- Mit täglichen Wechselduschen und Bürstenmassagen können Sie Blut-und Lymphzirkulation ankurbeln und so eventuell die Wasseransammlungen in der Haut verhindern oder reduzieren.

- Betreiben Sie Ausdauersport, der die Muskeln der betroffenen Körperpartien stärkt: Schwimmen, Laufen, Rad fahren.

- Machen Sie zweimal in der Woche ein Peeling von den Füßen aufwärts mit Salz aus dem Toten Meer oder mit Kaffeesatz.

- Straffen Sie das Zellgewebe der Unterhaut. Drei Esslöffel Efeublätter in zwei Liter Wasser geben, zwei Minuten kochen lassen, dann abseihen. Feuchten Sie Kompressen mit dem Sud an und legen Sie diese ca. 20 Minuten auf die betroffenen Stellen. Mindestens jeden zweiten Tag wiederholen.

- Heben Sie kleine Hautpartien an den befallenen Stellen mit zwei Fingern leicht an und lassen Sie sie wieder fallen. Das regt den Stoffwechsel an, Schadstoffe werden dadurch abtransportiert.

- Schneiden Sie je nach Bedarf eine oder zwei rohe Kartoffeln in dünne Scheiben. Die verteilen Sie auf den betroffenen Körperstellen. Umwickeln Sie die Scheiben mit einem Baumwolltuch oder einer Mullbinde und lassen Sie sie etwa 15 Minuten einwirken. Danach die Scheiben abnehmen und kalt duschen. Das regt zusätzlich den Stoffwechsel an.
  Ob Sie eine oder 2 Kartoffeln benötigen hängt von der Größe der Hautfläche ab, die Sie behandeln wollen.

- Regelmäßige Massagen mit einer festen Hautbürste regen die Durchblutung an.

Schwangerschaftsstreifen

Schwangerschaftsstreifen sind bei Frauen zwar unbeliebt, doch lassen sie sich leider oft kaum vermeiden. Glücklicherweise gibt es einige Tricks, das Erblassen von Schwangerschaftsstreifen nach der Geburt zu fördern. Während die Gesichtshaut während der Schwangerschaft oft frischer und glatter wirkt, sieht es in verborgenen Regionen ganz anders aus. An Bauch, Oberschenkeln, Brüsten und Po können sich nach dem vierten Monat feine schlangenartige Streifen bilden, die sogenannten Schwangerschaftsstreifen. Jede zweite schwangere Frau hat eine Bindegewebsschwäche, die sich oft auch schon vor einer Schwangerschaft an den Körperpartien zeigt, wenn z. B. bei einer Diät stärkere Gewichts- und Größenschwankungen gegeben sind. Das Auge ist darüber nicht gerade erfreut, obwohl es die Folge einer doch nützlichen Einrichtung des Körpers ist.

In der Schwangerschaft wird das Bindegewebe durch Gewichtszunahme und Vergrößerung des Bauchumfangs stark beansprucht und dehnt sich automatisch mit. Diesem Prozess halten die kollagenhaltigen Fasern von schwachen Bindegeweben nicht immer stand. An besonders belasteten Körperstellen reißen sie dann, sodass blaurötliche Streifen entstehen, die nach der Geburt verblassen. Zurück bleiben unterschiedlich stark ausgeprägte silbrig schimmernde Narben.

- Um Schwangerschaftsstreifen vorbeugen zu können, sollten Sie mit Beginn der Schwangerschaft Ihre Brust, den Bauch, den Po und die Oberschenkel regelmäßig massieren. Durch kreisende Bewegungen, durch Kneten und Zupfen wird die Durchblutung gefördert und die Elastizität des Gewebes gestärkt.

- Zur Zupfmassage greift man sanft mit Daumen und Zeigefinger kleinere Hautpartien, hebt diese vorsichtig an und lässt sie wieder los. Diese führen Sie täglich etwa 5 Minuten durch.

- Die Haut braucht in dieser Zeit viel mehr Feuchtigkeit und Fett, um sich möglichst schonend zu dehnen. Benutzen Sie ein Körperöl Ihrer Wahl, damit es zu keinen Schwangerschaftsstreifen kommt. Zur Stärkung des Bindegewebes bieten sich besonders die Öle in den ungesättigten Fettsäuren an wie z. B. Mandelöl, Jojobaöl, Weizenkeimöl und Sonnenblumenöl und Arganöl. 2-mal tägl. einmassieren.

Bitte beachten Sie bei der Anwendung von Ölen, sie eine Woche vor einem Ultraschalltermin nicht mehr zu benutzen, da die Qualität der Untersuchung sonst darunter leidet.

Hausmittel gegen Besenreiser (Couperose)

Es beginnt mit winzig kleinen Rötungen auf Wangen und Nase oder an den Beinen. Es trifft Männer wie Frauen, und manchmal verschwinden die unansehlichen Rötungen für eine Zeitlang wieder, um verstärkt wiederzukommen.

Die Rede ist von Couperose, im Volksmund Besenreiser genannt. Sie entstehen durch Stauungen in den winzigen Blutgefäßen, den Kapillaren. Diese Stauungen können zu einer bleibenden Gefäßerweiterung führen; es kann sogar zur Neubildung von Gefäßen kommen. Die Rötung nimmt zu, das Gefäßnetz wird ausgeweitet; es kann sogar Blut ins umliegende Gewebe sickern. Sind Arterien betroffen, dann wird die Hautverfärbung rot, sind Venen betroffen wird sie eher dunkelblau. Couperose kann unangenehm werden, auf jeden Fall sehen die betroffenen Hautstellen hässlich aus.

Dagegen gibt es Medikamente, auch Laserbehandlungen, aber auf jeden Fall finden sich dafür auch sehr gute und gesunde Hausmittel.

- Vermeiden Sie Saunabesuche.
- Raus aus der Sonne, rein in den Schatten.
- Vermeiden Sie sehr schnelle und starke Temperaturschwankungen.
- Schaden kann auch viel Kaffee und schwarzer Tee.
- Schützen Sie betroffene Stellen im Gesicht mit einer fetthaltigen Creme gegen die Winterkälte.

- Vermeiden Sie sehr scharf gewürzte Speisen.
- Machen Sie Umschläge mit grünem Tee.
- Bewegen Sie ihre Wadenmuskeln, sodass die Blutpumpe in Gang gesetzt wird.
- Legen Sie im Sommer öfters die Beine hoch.
- Nehmen Sie kühlende Wadenduschen.
- Ersetzen Sie hochhackige Schuhe sooft wie möglich durch flache Schuhe.
- Trainieren Sie Ihre Beinmuskeln durch Ausdauersportarten.
- Nutzen Sie jede Gelegenheit sich zu bewegen.
- Am Arbeitsplatz jede Stunde fünf Minuten auf der Stelle laufen.

Hühneraugen

Dagegen hilft vieles, wie Tinktur, Stift oder Pflaster aus der Apotheke. Jedoch können Sie sich auch mit natürlichen Mitteln helfen.

- Aus der Apotheke Druckschutzpolster- oder Ringe.
- Legen Sie über einen längeren Zeitraum immer wieder eine Nacht lang eine Zitronenscheibe auf das Hühnerauge und fixieren sie diese mit einer Mullbinde. Die antiseptische Wirkung der Zitrone bewirkt, dass sich das Hühnerauge zurückbildet. Dies geht aber nur langsam, Sie brauchen Geduld dafür.

- Eine halbe Rosine mit einem Pflaster auf dem Hühnerauge befestigen und täglich erneuern.
- Nach einem warmen Fußbad in Seifenwasser die oberste Schicht mit einem Bimsstein vorsichtig abreiben.
- Mischen Sie einen Teelöffel Zitronensaft, einen Teelöffel Kamillentee und eine zerdrückte Knoblauchzehe und reiben Sie mit der Mischung das Hühnerauge ein.
- Legen Sie eine Zwiebelscheibe in Essig ein und befestigen Sie die Scheibe über Nacht auf das Hühnerauge – dies mehrmals wiederholen.
- Weichen Sie das Hühnerauge durch Bäder mit Teebaumöl auf. Entfernen Sie es vorsichtig mit einem Bimsstein.

Wechseljahrbeschwerden

Sie gehören zur Natur des menschlichen Lebens und sie kommen unausweichlich: die Wechseljahre. Früher begann diese Umstellung des weiblichen Körpers und der weiblichen Psyche etwa ab dem 40. Lebensjahr. Heute leben wir besser und gesünder, dadurch hat sich das Klimakterium um ca. 6–8 Jahre verschoben, in die Lebenszeit zwischen 45 und 50.

Hochinteressant ist, dass die Forschung festgestellt hat, auch beim Mann gibt es das Phänomen Wechseljahre.

Nun sind die Wechseljahre mit all ihren sehr unangenehmen und beschwerlichen Erscheinungen wie Schweißausbrüche, Erschöpfung, Schlaflosigkeit, Nervosität, Depressionen, sprunghaften Stimmungsschwankungen und der Osteoporose keine Krankheit, sondern eine Umstellung des Hormonhaushalts. Dagegen hat die Medizinforschung zahllose Mittel erfunden. Aber es geht auch mit alten Hausmitteln ohne Nebenwirkungen.

- Essen Sie regelmäßig bzw. täglich die Kerne des Granatapfels.
- Machen Sie eine Kur mit Bienenpollen. Diese Kur erhalten Sie in der Apotheke.
- Trinken Sie regelmäßig Rotklee- oder Salbeitee; die darin enthaltenen Wirkstoffe haben eine positive Wirkung bei Wechseljahrbeschwerden, besonders bei den gefürchteten Hitzewallungen. Am besten jeden Tag 3–4 Tassen.
- Übergießen Sie 1 Teelöffel Rosmarin mit einer Tasse kochendem Wasser, 10 Minuten ziehen lassen, abkühlen, in kleinen Schlucken abends trinken.
- Mischen Sie je 20 g Weißdornblüten, Salbeiblätter, Hopfenzapfen, Melissenblätter und Johanniskraut. Je einen Teelöffel dieser Mischung mit einer Tasse kochendem Wasser überbrühen und 10 Minuten ziehen lassen. Davon 3 Tassen täglich trinken.
- Lassen Sie sich in der Apotheke folgende Teemischung zubereiten: 1 Teil Melissenblätter, 2 Teile Hopfenzapfen, und jeweils 3 Teile Johanniskraut, Weißdorn, Ehrenpreis und Schafgarbe. Davon wird 1 gehäufter Teel. mit einer Tasse kochendem Wasser übergossen, 8 Minuten zugedeckt ziehen lassen. Trinken Sie täglich 3 Tassen.

Strahlende Zähne

Bleichmittel sind kostenintensiv und versprechen viel, was oft nicht gehalten wird. Gegen eben diese Kaffee-, Tee und Zigarettenablagerungen weiß die eigene Vorratskammer ein Mittelchen – Salz.

- Abends vor dem Zähneputzen, die Zähne mit Salz schrubben. Die Salzkristalle schmirgeln die unschönen Verfärbungen regelrecht ab und sorgen somit für das beliebte, strahlende Lächeln.
- Schöne Zähne erzielt man durch Putzen mit warmem Salbeitee, gleichzeitig festigt Salbei auch das Zahnfleisch und beugt Paradentose vor.
- Wenn Sie an Mundgeruch leiden, empfehle ich Ihnen frische Salbeiblätter mehrmals am Tag zu kauen.
- Gegen Mundgeruch hilft auch Kardamom. Er ist der Kaugummi der Antike.

Was hilft gegen Lippenherpes?

Eine unangenehme Sache, weil er meistens dann kommt, wenn man ihn am allerwenigsten braucht. Er tut weh, er sieht fies aus, man möchte am liebsten die Öffentlichkeit meiden, wenn er einem die Lippe aufbläht. Auslöser sind Stress, ein geschwächtes Immunsystem, UV-Strahlung oder hormonelle Veränderungen. Gegen die Herpes-Viren gibt es schon sehr gute Medikamente, aber es sind auch Nebenwirkungen zu beachten. Behandeln können Sie einen Lippenherpes auch mit guten, alten und gesunden Hausmitteln.

- Streichen Sie Honig auf die betroffene Hautstelle der Lippe.
- Im Anfangsstadium können Sie die juckende Stelle auch mit Melissentee bestreichen.
- Tupfen Sie mit einem Wattestäbchen Teebaumöl auf die betroffenen Stellen.
- Beträufeln Sie die Stellen mehrmals am Tag mit frisch gepressten Grünkohlsaft.
- Streichen Sie mehrmals am Tag ihre Lippen mit Sheabutter ein.

Altersflecken – Pigmentflecken

Auf einmal sind sie da – hässliche graubraune Flecken an den Armen, auf den Händen, im Gesicht – die Altersflecken. Sie tun nicht weh, aber sie sind unschön. Anzeichen für das heranrückende Alter, Anzeichen für Probleme mit der Haut. Altersflecken sind Pigmentstörungen, hervorgerufen durch UV-Strahlungen und der Oxidation von ungesättigten Fettsäuren in der Oberhaut, die nicht mehr abgebaut werden. Es sind gutartige Hautveränderungen, denen man durch konsequenten Schutz vor Sonnenbestrahlung entgegenwirken kann. Außerdem sollte man unbedingt alles meiden, was die freien Radikalen bildet, wie z. B. Alkohol und Nikotin.

Hier nun einige Hausmittel, die Sie nutzen können, um den Flecken Herr zu werden.

- Reiben Sie die Flecken mit dem Gel der Aloe vera ein, sooft Sie daran denken.
- Betupfen Sie die Flecken täglich ca. 3-mal mit der Schnittfläche einer frischen Zitrone.
- Reiben Sie die Flecken abends mit der Schnittfläche einer frischen Knoblauchzehe ein.

Pflegetipps für Männer

Männer müssen heute eindeutig mehr für ihr Aussehen tun, als sich nur regelmäßig die Zähne zu putzen. Eine optimale Gesichtspflege für Männer sorgt für einen gesunden Teint ohne Unreinheiten. Vorbei sind die Zeiten, als Männer schreiend Reißaus genommen haben – jetzt können einige der Herren bereits ebenfalls fachsimpeln. In Zeiten der Metrosexualität sind Männer, die auf ihr Aussehen achten, normal geworden. Sie werden nicht mehr argwöhnisch beäugt wie noch vor einigen Jahren. Aber übertreiben sollten Männer es trotzdem nicht. Eine gute Feuchtigkeitspflege, für Gesicht und Körper, ist das Wichtigste. Wenn sie dann noch ab und zu ein Peeling anwenden, sich regelmäßig rasieren und auf ihre Finger- und Fußnägel achten und gut eincremen, machen sie einen perfekten Eindruck.

Männerhaut ist anders

Lieber Mann, Sie wundern sich, warum ihre Freundin / Frau sich so oft eincremt, Sie selbst aber nie das Gefühl haben, dass Ihre Haut spannt?! Das liegt daran, dass Männerhaut ganz anders beschaffen ist als zarte Frauenhaut. Männer haben statt mit zu trockener Haut oft mit Hautunreinheiten zu kämpfen. Das liegt daran, dass sie mehr Talg als Frauenhaut produziert. Dafür ist sie auch deutlich dicker und robuster. Deswegen ist es wichtig, die Haut zweimal am Tage (morgens und abends) zu reinigen. Fortgeschrittene sollten sich möglichst einmal in der Woche die Gesichtshaut peelen. So entfernt man tote Hautschüppchen; die Haut kann nun besonders gut Feuchtigkeit aufnehmen und Ihre Haut wird extra weich – Ihre Liebste wird sich freuen.

Bevor man zum Rasierer greift, sollte man zuerst das Gesicht reinigen. So lassen sich die Haare besonders gut schneiden. Vergessen Sie nicht, die Haut zu straffen und nur in Wuchsrichtung zu rasieren, so wird die Gesichtshaut geschont.

Benutzen Sie ein Aftershave, das desinfiziert die beanspruchte Haut, trocknet sie durch den hohen Alkoholgehalt aber auch aus. Deswegen sollten Sie sich nach der Trocken- oder Nassrasur unbedingt eincremen. (Hier empfehle ich besonders meine Melissen-Tagescreme, da sie eine kühlende Wirkung hat. Mein Mann liebt diese Creme nach der Rasur.)

Grade Männer haben sehr oft mit Akne zu tun. Da empfiehlt sich besonders gut eine Ringelblumen-Creme. Die Ringelblume lindert Entzündungen und sorgt dafür, dass sich die Haut schnell wieder erholt.

Ringelblumen-Creme

Zutaten und Anwendung

30 ml Ringelblumenöl
4 g Wollwachs
4 g Eucerin
2 g Cetylalkohol
12 g Tegomuls
100 ml stilles Mineralwasser
50 Tropfen ätherisches Zitronen- oder Zimtöl

Man gibt Ringelblumenöl, Wollwachs, Eucerin und Tegomuls als Konsistenzgeber in ein Glas, das ins Wasserbad zum Schmelzen gestellt wird. In einem anderen Glas wird Cetylalkohol und das Mineralwasser als Wasserphase erwärmt. Wenn das Fett sich vollständig aufgelöst hat, wird die Wasserphase unter ständigem Rühren langsam dazugegeben. Wenn die Creme auf Handwärme abgekühlt ist, wird das ätherische Öl untergemischt. In eine schöne Cremedose füllen und dem Liebsten schenken.

Weitere für den Mann geeignete Cremes sind:

- Melissen-Tagescreme – Rezeptur s. Seite 68
- Arganöl-Creme – Rezeptur s. Seite 66 und 80

- Gesichtspeeling für den Mann – Rezeptur s. Seite 30
- Körperpeeling für den Mann – Rezeptur s. Seite 51

Haarpflege

Besonders Haarpflegeprodukte können viele Inhaltsstoffe enthalten, die nicht jeder in seinen Produkten finden möchte. Aufgrund der oft sehr langen und unverständlichen Zutatenliste ist vielen Menschen gar nicht bewusst, dass Sie sich bei jeder Haarwäsche Silikonen und anderen nicht empfehlenswerten Stoffen aussetzen. Silikone z. B. können das Haar sicherlich festigen, aber auf Dauer können sie auch schaden, da sie einen zu starken Film auf Haar und Kopfhaut legen.

Nun müssen sich Haar und Kopfhaut erst einmal an neue natürliche Produkte gewöhnen. Genau aus diesem Grunde kann es vorkommen, da die künstliche Stärkung von außen weggefallen ist, dass das Ergebnis nicht gleich beim ersten Mal so ausfällt wie gewohnt. Also nicht verzweifeln! In absehbarer Zeit jedoch übernimmt die Kopfhaut wieder die Haarpflege und es gibt gesundes und kräftiges Haar bis in die Spitzen.

Das A und O der Haarpflege ist die Trockenpflege, also das richtige Bürsten bzw. Kämmen. Neben belasteten Haarpflegeprodukten und zu heißem Fönen ist das Verwenden von minderwertigen Bürsten und Kämmen die Hauptsache für abbrechende, stumpfe Haare sowie Spliss. Insbesondere Produkte aus Kunststoff oder Metall sind oft scharfkantig und schädigen die Haarstruktur beim Kämmen. Daneben dient das Bürsten nicht nur dem Entwirren der Haare, sondern auch deren Pflege. Dazu eignet sich besonders eine hochwertige Bürste mit Wildschweinborsten. Schon unsere Großmütter wussten die Wirkung von 100 Büstenstrichen am Tage zu schätzen und diese Methode hat auch in unserer Zeit nichts an Gültigkeit verloren. Durch das intensive Bürsten wird die Kopfhaut besser durchblutet. Das hilft ihr, sich zu regenerieren und die natürliche Talgproduktion wieder aufzunehmen. Damit wird die häufigste Ursache für schuppige und juckende Kopfhaut bekämpft. Aber nicht nur die Kopfhaut wird gepflegt, die Wildschweinborsten verteilen den Talg im Haar und überziehen es mit einer dünnen natürlichen Pflegeschicht, die von keinem künstlichen Haarpflegeprodukt übertroffen werden kann.

Einige mögen sich nun fragen, wie es erstrebenswert sein kann, das Fett, welches oft täglich ausgewaschen wird, auch noch in den Haaren zu verteilen? Hier sollte man sich vor Augen halten, dass die tägliche Haarwäsche ein unnatürlicher Prozess ist, der aber in unserer industrialisierten Welt in Mode gekommen ist. Viele Menschen auf der Welt waschen sich die Haare nur mit Wasser und evtl. nur mit Wascherde, ohne fettige Haare zu haben. Ich kenne Menschen, die komplett auf die Haarwäsche (außer natürlich mit Wasser) verzichten und gesundes, kräftiges Haar haben. Sicherlich ist diese Methode nicht für jedermann geeignet. Wer kann es sich schon leisten, mehrere Wochen oder Monate mit ungewaschenen Haaren herumzulaufen, bis sich Haare und Kopfhaut der neuen Situation angepasst haben? – Im Berufsleben wohl undenkbar. Dennoch muss niemand auf die natürliche Haarpflege verzichten. Es reicht schon, die Haarwäsche ab und zu einmal ausfallen zu lassen und stattdessen ordentlich zu bürsten, bis der Talg in den Haaren verteilt ist. Wer ihn über Nacht oder noch besser z. B. übers Wochenende einwirken lässt, wird nach der nächsten Haarwäsche mit kräftigem, glänzendem und gepflegtem Haar belohnt. Auch bei der täglichen Haarpflege dankt es die Kopfhaut, wenn sie mit einigen sanften Strichen mit der Wildschweinborsten-Bürste aktiviert wird. Waschen Sie doch einmal ihre Haare nur mit einem Eigelb. Bei normaler Länge reicht eins aus. Das Eigelb wird auf dem Kopf etwas verteilt und mit wenig Wasser aufgeschäumt.

Ist Ihnen schon einmal aufgefallen, dass die Inderinnen so schönes glänzendes Haar haben? Sie waschen ihre Haare und Wäsche mit der Waschnuss, die auf dem Waschnuss-Baum in ganz Indien wächst.

In alter Zeit nutzten die indischen Frauen Waschnuss-Schalen, um ihr schönes Haar zu waschen und zu pflegen. Die Menschen verstanden auch die Kunst, Waschnuss-Pulver zusammen mit ayurvedischen Kräutern zu einer Körperseife zu verarbeiten. Noch heute werden in der Provinz Indiens das Geschirr und andere Haushaltsgegenstände mit der Seifenlauge gereinigt. Nebenbei nutzte auch der Juwelier die Waschnüsse, um seinen Gold- und Silberschmuck auf Hochglanz zu bringen. Die Waschnuss (Sapindus trifoliatus) ist nicht nur in Indien, sondern auch in

Nepal seit Urzeiten als pflanzliches Wasch- und Reinigungsmittel im täglichen Gebrauch. Wissenschaftler unserer Zeit haben inzwischen festgestellt, dass die Schalen waschaktive Substanzen enthalten, sogenannte Saponine, die sich aus der Schale lösen, sobald sie mit Wasser in Kontakt kommen. Im Prinzip ganz einfach und genauso einfach sind sie zu handhaben.

Viele Menschen, die mit Allergien zu kämpfen haben benutzen auch hierzulande die Waschnuss.

Bierspülung

Wieder ein Hausmittel unserer Großmütter. Die Bierspülung ist wohl eine der einfachsten Spülungen mit verblüffender Wirkung; man benötigt keinen Haarfestiger mehr.

Für blonde Haare
1 Flasche Weizenbier (der Rest kann getrunken werden)
Massieren Sie einen Teil des Bieres in Ihre Haare ein, so als ob Sie einen flüssigen Haarfestiger verwenden. Am besten nicht wieder ausspülen – der Geruch verfliegt nach wenigen Minuten.

Für dunkle Haare
1 Flasche Dunkel- oder Starkbier
Massieren Sie einen Teil des Bieres in Ihre Haare ein, so als ob Sie einen flüssigen Haarfestiger verwenden. Am besten nicht wieder ausspülen – der Geruch verfliegt nach wenigen Minuten.

Festigende Honigspülung

Diese Spülung mit verblüffender Wirkung kann mit Zutaten hergestellt werden, die in jedem Haushalt vorhanden sind. Sie eignet sich für jeden Haartyp.

1 Kaffeelöffel reiner Bienenhonig
¼ Liter warmes Wasser
1 spritzer Obstessig oder Zitronensaft

Der Honig wird im warmen Wasser aufgelöst, und sobald er vollkommen gelöst ist, gibt man den Spritzer Essig dazu. Die Zutaten sind für halblanges Haar berechnet; bei kurzem Haar nimmt man entsprechend weniger warmes Wasser und Honig. Das festigende Honigbad wird sanft in die Kopfhaut und in das Haar einmassiert. Es verleiht dem Haar einen herrlichen Glanz, gute Griffigkeit und Fülle. Durch den Essig ist es gut kämmbar. Nach dieser Spülung lässt sich das Haar leicht einlegen, gut föhnen und locker frisieren.

Seidige Apfelessigspülung

Verleiht einen seidigen Glanz und macht die Haare leichter zu kämmen. Hilft auch gegen trockene Haarspitzen, da die Säure die Haarstruktur zusammenzieht und somit glättet. Sie eignet sich für jeden Haartyp.

Einfach einen Schuss reinen Apfelessig in die Hand nehmen und vor dem letzten Ausspülen im Haar verteilen.

Birkenblätterspülung

Diese Spülung hilft den Haarboden gesund zu halten; sie macht das Haar weich und glänzend und wirkt auch gegen Haarausfall.

VORSICHT, nicht für blondes Haar geeignet!

1 Teelöffel getrocknete Birkenblätter

1 Tasse Wasser

Die Blätter mit kochendem Wasser übergießen und den Aufguss abkühlen lassen, dann abseihen und diese Spülung in das feuchte Haar einmassieren.

Sinnliche Haarspülung

Diese Spülung eignet sich für alle Haartypen.

Zutaten der ätherischen Öle

5 Tropfen Bergamottöl

3 Tropfen Orangenöl

2 Tropfen Zitronenöl

Oder:

2 Tropfen Ylang-Ylang

8 Tropfen Patchouliöl

Die ätherischen Öle mit einem Liter Wasser verdünnen und nach dem Ausspülen übers Haar geben. Sorgt für Glanz und sinnlichen Duft.

Haarpackungen

Olivenölpackung bei strohigen Haaren und Schuppen

1 Becher Olivenöl (für kurzes Haar)

Das Olivenöl in einen Becher geben und im Wasserbad erwärmen, bis es handwarm ist, in die Haare einmassieren, ein warmes Handtuch herumwickeln und bis zu 1 Stunde einwirken lassen. Danach mit warmem Wasser ausspülen.

Mit dieser Methode können Schuppen entfernt werden. Gegen die Ursachen ist das allerdings kein Heilmittel, da die Schuppen wiederkommen. Also entweder eine Maßnahme ergreifen, die die Kopfhaut wieder in Form bringt, oder eben immer wieder anwenden. Statt Olivenöl kann auch Sesamöl verwendet werden.

Mayonnaise-Packung bei schlaffen Haaren

Diese Packung lässt sich durch das emulgierend wirkende Eigelb leichter auswaschen als die reine Ölpackung. Sie ist jedoch ähnlich wirksam und besonders bei kraftlosen Haaren geeignet.

1 Eigelb

Olivenöl

Das Eigelb in einen Becher geben und langsam so viel

Olivenöl zugießen und rühren, bis es eine Mayonnaise wird. Auf Haare und Kopfhaut auftragen, 10 Minuten einwirken lassen und mit warmem Wasser ausspülen.

Ei mit Honigpackung bei trockenen Haaren

4 Essl. Honig

1 Eigelb

1 Teel. Zitronensaft

Zutaten vermischen und nach der Haarwäsche auf das feuchte Haar auftragen. Die Haare mit einem Handtuch umwickeln und mindestens 10 Minuten einwirken lassen. Danach die Paste gründlich ausspülen.

Avocado mit Aloe vera-Packung für trockenes Haar

Mit dieser Packung werden trockene Haare wieder geschmeidig und weich.

1 Avocado

1–2 Essl. Aloe vera oder Aloe vera-Gel (je nach Länge des Haares)

½ Teel. Zitronensaft

Das Fleisch der Avocado zerdrücken und mit den restlichen Zutaten vermengen. Die Packung wird auf das gewaschene, feuchte Haar aufgetragen. Etwa 20 Minuten einwirken lassen und gründlich mit warmem Wasser ausspülen.

Avocado-Packung bei angegriffenen, splissigen Haaren

Diese einfache Packung wirkt bei allen Haartypen wahre Wunder. So können Reste aus dem Kühlschrank wunderbar verwertet werden und nutzen gleichzeitig der Schönheit.

1 Avocado
2 Eigelbe
1 Teel. Zitronensaft oder Obstessig
1 Liter warmes Wasser

Die Avocado mit einer Gabel zerdrücken und die Eigelbe untermischen, bis es eine dickflüssige Packung ist. Noch einfacher ist es, die Masse mit dem Pürierstab zu vermischen, vor allem dann, wenn die Avocado nicht ganz weich ist. Die Packung in das Haar kneten und mindestens 20 Minuten einwirken lassen. Danach gut abspülen. Anschließend nehmen Sie das mit Zitronensaft oder Obstessig in einem Topf gemischte, warme Wasser und spülen die Haare nochmals damit. Das neutralisiert die Haare und verleiht zusätzlichen Glanz.

Haartönungen

So wie wir uns gerne mit allerei Geschmeide schmücken, genauso gerne verändern wir unsere Haarfarbe. Doch es tut unseren Haaren und der Kopfhaut nicht immer gut, wenn wir allzu exerimentell damit umgehen. Weniger ist oft mehr! Bitte beachten Sie Folgendes:

- Werden die Haare heller, bedeutet es, dass Farbe/Substanz entzogen wird. Das ist schlecht für die Haare.

- Werden die Haare dunkler, bedeutet dies: Farbe/Substanz wird zugefügt. Das ist auf jeden Fall besser für die Haare.

Rhabarberwurzel für blondes Haar

Rhabarberwurzel hellt höchstens 1–2 Nuancen auf. Ob Sie 1, 2, 3 oder mehr Esslöffel von den Zutaten benötigen, hängt natürlich von der Haarlänge ab. Für mittellanges Haar dürften ca. 2 Essl. je Zutat reichen.

1–3 Essl. gemahlene Rhabarberwurzel (aus der Apotheke)
1–3 Essl. abgekochtes Wasser
Daraus wird eine Paste hergestellt, die dann auf die handtuchtrockenen Haare aufgetragen wird. Beim Auftragen sollten unbedingt Handschuhe verwendet werden, da die Mischung die Hände und Fingernägel gelb färbt. Die Paste

muss sehr gut ausgespült werden, weil sonst Rückstände im Haar bleiben.

Vorsicht! Sehr helles, eher wasserstoffblondes Haar oder ganz helle Strähnchen bekommen einen goldblonden Farbton.

Der Klassiker – Kamille für blondes Haar

Das klassische Rezept, mit dem schon die Römerinnen ihre Haare aufgehellt haben. Kamillenblüten oder Kamillenteebeutel mit kochendem Wasser übergießen und mindestens 10 Minuten ziehen lassen. Diesen Sud auf den Haaren verteilen, einwirken und trocknen lassen. Verwenden Sie dafür die Römische Kamille. Sie hat die beste aufhellende Wirkung. Das Ergebnis verbessert sich um einiges, wenn man sich mit den feuchten Haaren in die Sonne setzt und sie dort trocknen lässt. Im Sommer kann man einfach eine Flasche mit dem fertigen Sud mit ins Schwimmbad nehmen und die Haare immer wieder damit benetzen. In der Wohnung, auf dem Balkon oder im Garten kann man sich eine Sprühflasche mit dem Kamillensud füllen und die Haare immer wieder leicht besprühen. So werden sie nicht ganz durchtränkt und es entstehen schöne Strähncheneffekte. Wie alle Aufhellungen beansprucht auch diese Methode die Haare. Gerade nach mehrfacher Anwendung sollte unbedingt eine Spülung oder Kur verwendet werden.

Kaffee für dunkles Haar

Mit Kaffee kann man tolle Effekte in dunkles Haar zaubern. Dafür wird starker Kaffee gekocht und dieser dann in das trockene Haar eingerieben. Nach 30 Minuten gründlich ausspülen.

Walnuss für alle Haare

100 gr. Walnussblätter (leichte Tönung)
100 gr. Walnussschalen (stärkere Tönung)
1 Liter Wasser

Walnussblätter für die leichte Tönung oder Walnussschalen für die stärkere Tönung, püriert und mit warmem Wasser gemischt auf die Haare aufgetragen, geben dunklem Haar eine sattere Farbe und blondem Haar einen dunkelgoldenen Schimmer.

Grünstich aus blonden Haaren entfernen – mit unseren Hausmittelchen

Wer kennt das nicht? Die Naturhaarfarbe wirkt öde und es wird dringend eine Runderneuerung nötig. Ganz einfach, ab – in die Drogerie um die Ecke, eine fesche Trendfarbe ausgesucht und auf die Haare gegeben. Auf solche Spontanaktionen folgt häufig ein böses Erwachen – verfärbte Haare. Hässliche Grünstiche können die Lust auf Typveränderung schnell zum Frust über das eigene Äußere werden lassen. Aber das muss nicht sein. Hier finden Sie einige Tipps und Tricks mit denen Sie sich helfen können.

Gerade beim Färben von einem hellen Blond in eine dunklere Nuance entstehen oft Grünstiche im Haar. Diese sind sehr ärgerlich und unschön anzuschauen.

Wer nur mit einem leichten Grünstich zu kämpfen hat, kann eine Aspirin-Brausetablette in einem Glas Wasser auflösen und dies nach dem Haarwaschen als Spülung über das Haar geben. Anschließend die nassen Haare ein wenig auswringen und in ein Handtuch einwickeln. Nach einer halben Stunde die Haare ausspülen. Durch die Wirkung des Aspirin kann die Veränderung der Haarfarbe positiv ausfallen.

Tomatenmark und Ketchup – rote Farbpigmente neutralisieren das Grün

Wenn das Aspirin nur eine geringe Besserung gebracht hat, dann versuchen Sie es doch einmal mit Tomatenketchup.

½ Flasche Ketchup (ca. 100 ml)
Wasser

Stellen Sie eine weiche Masse aus Ketchup und Wasser her und verteilen Sie diese im trockenen Haar wie eine Pflegemaske. Wickeln Sie Ihren Kopf anschließend mit ein wenig Frischhaltefolie ein. So kann sich Wärme entwickeln und die roten Farbpigmente können in das Haar eindringen, um den Grünstich zu neutralisieren. Lassen Sie das Ganze 30–40 Minuten einwirken und spülen Sie Ihre Haare danach gründlich aus. Nachdem die Haare trocken sind, sollte eine deutliche Veränderung sichtbar sein.

Schlusswort

Mir ist wichtig, meine Erfahrungen im ewigen Kampf gegen Falten und alles, was ich dazu gelesen, gehört und gespürt habe, weiterzugeben. Und dies ist eine ganze Menge, da ich mich seit Jahren intensiv damit auseinandersetze. Darum habe ich mich entschlossen, mein Wissen zu veröffentlichen, weil fast jede Frau, jeder Mann ähnliche Probleme mit Falten und Cellulitis hat und nach wirkungsvollen Lösungen sucht.

Ich persönlich bereite mir meine Kosmetik schon seit über 20 Jahren selber zu und bin damit gut gefahren. Meine Einstellung zum Alter ist: Ich bin so alt, wie ich mich fühle und möchte mit Anstand alt werden und mich auch im Alter noch genauso pflegen wie in jungen Jahren. Wenn ich mit mir zufrieden bin, dann strahlt auch mein Äußeres. Schönheit kommt von innen!

Über die Autorin

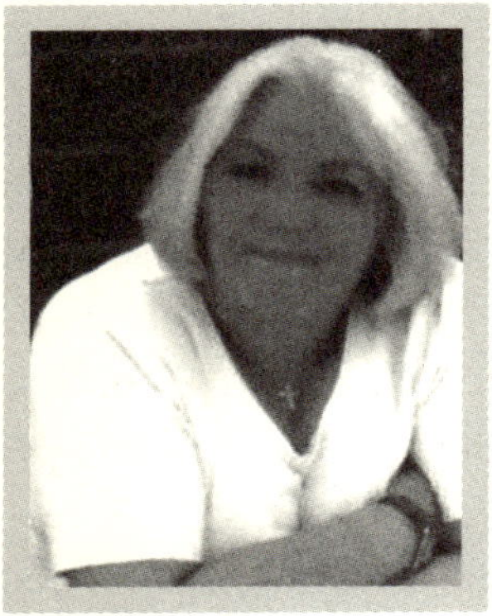

Monika Fritz, geb. in Frankfurt am Main, befasst sich seit über 20 Jahren mit Kräutern und besonders mit Heilpflanzen. Das führte mit den Jahren dazu, dass sie sich, nachdem ihre Kinder das Elternhaus verließen, tiefer in die Materie einarbeitete. Nun folgte ein intensives Studium über Kräuter und Harze, welches durch ihre täglichen Arbeiten mit Kräutern, Salben, Cremes, Düften, Heilsteinen und Räuchermischungen sich rasch entwickelte und in der Praxis bewährte.

Als vor zwei Jahrzehnten ihr Hautarzt bei ihr eine, laut Arzt, »unheilbare Schuppenflechte« feststellte, fing sie an, sich mit natürlicher Hautpflege wie Heilsalben, Cremes und Tinkturen intensiv zu befassen. Ihre Schuppenflechte hat sie geheilt. In der Zwischenzeit sind es zahlreiche Rezepturen geworden, die sich jeder selbst herstellen kann.

Bezugsquellen der Produkte

Produkt	**Apotheke**	**Kräuterladen/ Internet**	**Amazon/ Ebay**
Arganöl		x	x
Agar-Agar		x	x
Allantoin	x	x	
Avocadoöl		x	
Aronwurzel	x	x	
Ätherische Öle	x	x	x
Aloe vera	x	x	
Bernstein		x	
Bienenwachs	x	x	x
Cetylalkohol	x		
Fenchelsaat		x	
Harnstoff und Eucerin	x		
Jojobaöl		x	x
Kamillenblüten		x	
Kakaobutter		x	x
Kardamom		x	
Lilienwurzel	x	x	
Mandelöl		x	x
Mandelkleie	x		
Rhabarberwurzel	x		
Römische Kamille	x	x	x
Rosenwasser	x		

Produkt	**Apotheke**	**Kräuterladen/ Internet**	**Amazon/ Ebay**
Sheabutter	x		x
Tegomuls			x
Vitamin F	x		
Wollwachs	x		
Wollwachsalkohole	x		
Fettes Wildrosenöl	x	x	

Die aufgeführten Produkte aus Kräuterladen, Internet, Amazon, Ebay sind auch direkt über meinen Shop www.esotheka.de zu beziehen.

Weitere Bücher der Autorin

Monika Fritz

Meine Salbenküche

Salben, Cremes und Öle zum Selbermachen

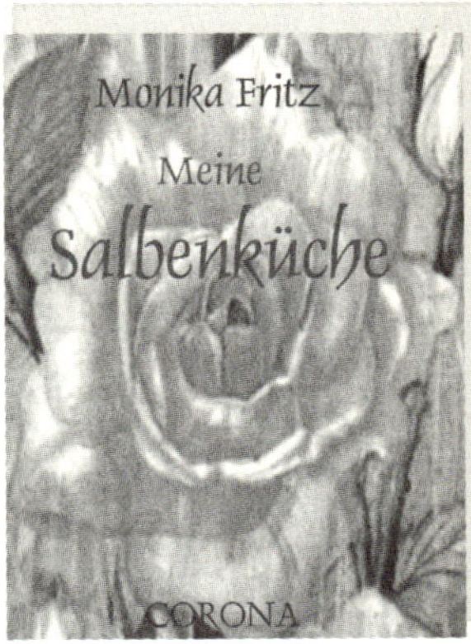

Viele Menschen reagieren auf Salben und Cremes mit Allergien oder vertragen die chemisch hergestellten Produkte nicht. Dies veranlasst sie daher, Salbe, Cremes und Öle in reiner Form herzustellen. Mit seinen zahlreichen Rezepten ist es ein kleines Nachschlagewerk zu chemiefreien hautverträglichen Salben, Cremes und Ölen.

128 Seiten, kartoniert, ISBN 978-3-942128-06-3

Wohlfühltipps

Monika Fritz

RÄUCHERN

mit exquisiten Mischungen zum Selbermachen

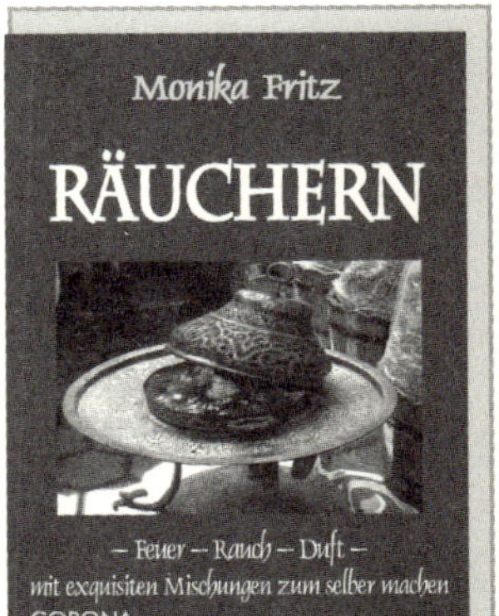

Eine gute Räucherung entspannt Körper, Geist und Seele. Sie transformiert schlechte Schwingungen und weckt die Inspiration des Geistes. Die Autorin bietet außer ihrem fundierten Sachwissen viele originale und eigene Rezepte an. Ein kleines Nachschlagewerk zu fantastischen Düften, die Sie selbst zusammenstellen können.

112 Seiten, kartoniert, ISBN 978-3-942128-03-2

Erhältlich im Buch- und Fachhandel

Fordern Sie bitte unser Gesamtverzeichnis an!

CORONA • Postfach 76 02 65 • 22052 Hamburg
Tel. 040 64221022 • Fax: 040 64221023
E-Mail: corona-hamburg@t-online.de
www.corona-verlag.de